Transforma tu Vida
El Camino hacia un Peso Saludable y una Felicidad duradera

Introducción

Bienvenido a este libro basado en experiencias y casos de éxito, sobre cómo lograr una pérdida de peso efectiva y sostenible. Aquí encontrarás un enfoque equilibrado que combina hábitos alimenticios saludables, actividad física adecuada y un cambio positivo en tu mentalidad. A lo largo de estas páginas, te guiaré a través de diversos aspectos para que puedas adoptar un estilo de vida saludable y alcanzar tus metas de pérdida de peso de manera sencilla pero efectiva.

¿Estás listo/a para embarcarte en un emocionante viaje hacia una transformación completa? Este libro es el comienzo de un camino hacia un peso saludable y una felicidad duradera. Aquí descubrirás ideas sobre cómo alcanzar tus metas de pérdida de peso de una manera equilibrada y sostenible, sin sacrificar tu bienestar físico ni tu felicidad emocional.

En estas páginas, encontrarás un enfoque integral que aborda no solo la pérdida de peso, sino también la importancia de cuidar de tu mente y espíritu. Aprenderás a nutrir tu cuerpo con alimentos nutritivos, a encontrar la actividad física que disfrutes y que te motive a moverte, y a cultivar una mentalidad positiva y compasiva hacia ti mismo/a.

¿Te has sentido abrumado/a por las dietas de moda y los programas extremos que prometen resultados rápidos pero poco sostenibles? Aquí, te liberarás de las trampas de la privación y la culpa, y te sabrás cómo el equilibrio y la autocompasión son fundamentales para alcanzar el éxito en tu viaje hacia el bienestar.

Conocerás la ciencia detrás de la pérdida de peso y cómo el cuerpo funciona para mantener un equilibrio energético saludable. Aprenderás a reconocer tus señales de hambre y saciedad, y a tomar decisiones conscientes que te permitan disfrutar de los alimentos que amas sin sentirte culpable.

Además, exploraremos cómo el estrés y la falta de sueño pueden afectar tus esfuerzos de pérdida de peso, y te ofreceremos estrategias prácticas para manejarlos de manera saludable.

Este libro no solo se trata de cambiar tu aspecto físico, sino de abrazar una nueva mentalidad y una nueva forma de vivir.

¡Prepárate para descubrir una versión más fuerte, más saludable y más feliz de ti mismo/a! ¡Es hora de transformar tu vida y abrazar el poder del cambio positivo! ¡Vamos juntos/as hacia un futuro lleno de bienestar, empoderamiento y auténtica felicidad!

CONTENIDOS

Capítulo 1: Comprender la Pérdida de Peso

Capítulo 2: Nutrición Inteligente

Capítulo 3: La Hidratación y su Rol en la Pérdida de Peso

Capítulo 4: Importancia del Ejercicio Físico

Antes de empezar…

Felicitaciones por embarcarte en este viaje hacia una pérdida de peso saludable y duradera. Recuerda que no hay atajos mágicos, pero con paciencia, determinación y el conocimiento adecuado, puedes lograr tus objetivos. Permíteme recordarte que el bienestar físico y mental es un camino continuo, no un destino final. ¡Espero que este libro te proporcione las herramientas necesarias para comenzar y continuar con éxito tu viaje hacia una vida más saludable y feliz!

Capítulo 1

Comprender la Pérdida de Peso

1.1 La importancia de un enfoque saludable

En este primer apartado, abordaremos la necesidad de adoptar un enfoque saludable hacia la pérdida de peso.

Cuando se trata de perder peso, es esencial adoptar un enfoque saludable que priorice el bienestar físico y emocional por encima de los resultados a corto plazo. Un enfoque saludable se centra en desarrollar hábitos sostenibles que mejoren la calidad de vida en lugar de perseguir rápidamente un número en la balanza. Es fundamental entonces, destacar que la pérdida de peso no se trata simplemente de reducir números en la balanza como mencioné; es un proceso que involucra mejorar la salud en general. En lugar de centrarse únicamente en la estética, es crucial adoptar un enfoque que promueva el bienestar físico y emocional. Un enfoque saludable significa aprender a nutrir el cuerpo con alimentos nutritivos, fomentar un estilo de vida activo y sostenible, y cultivar una relación positiva con la comida y el ejercicio.

Aquí hay algunas razones por las cuales un enfoque saludable es fundamental para alcanzar el éxito en la pérdida de peso:

1.1.1 Bienestar Integral

Un enfoque saludable considera el bienestar integral de una persona, que incluye no solo el aspecto físico, sino también el emocional, mental y social. Perder peso no debe tratarse solo de modificar la apariencia física, sino de mejorar la salud en general y sentirse mejor en todos los aspectos de la vida. Un enfoque saludable busca equilibrar una dieta nutritiva con el placer de disfrutar de alimentos deliciosos y satisfactorios. Además, promueve la actividad física no solo como una forma de quemar calorías, sino también como una manera de liberar el estrés, mejorar el estado de ánimo y fortalecer el cuerpo.

1.1.2 Sostenibilidad a Largo Plazo

Un enfoque saludable se basa en la sostenibilidad a largo plazo. No se trata de adoptar una dieta extrema o realizar ejercicios agotadores durante un corto período y luego volver a los hábitos antiguos. En cambio, se trata de desarrollar un estilo de vida equilibrado y sostenible que se pueda mantener a lo largo del tiempo. Los cambios graduales y sostenidos en la dieta y la actividad física son más fáciles de mantener y tienen más probabilidades de conducir a una pérdida de peso exitosa y duradera.

1.1.3 Salud y Bienestar Mental

Un enfoque saludable también presta especial atención a la salud mental. La pérdida de peso puede ser un desafío emocional para muchas personas, y un enfoque saludable incluye el manejo del estrés, el cultivo de una mentalidad positiva y el desarrollo de estrategias saludables para lidiar con las emociones y los desafíos que puedan surgir en el camino. La salud mental es crucial para mantener la motivación y el enfoque en los objetivos a lo largo del tiempo.

1.1.4 Prevención de Trastornos Alimentarios

Un enfoque saludable también es fundamental para prevenir la aparición de trastornos alimentarios. La obsesión con la pérdida de peso y las dietas extremas pueden conducir a comportamientos alimentarios poco saludables y desencadenar trastornos como la anorexia o la bulimia. Un enfoque saludable promueve una relación equilibrada con la comida, donde los alimentos son vistos como combustible y placer, y no como una fuente de culpa o ansiedad.

1.1. 5 Educación y Conciencia

Un enfoque saludable también implica educarse y ser consciente de las opciones que se hacen en términos de alimentación y actividad física. Conocer los beneficios de una dieta equilibrada y entender cómo ciertos alimentos afectan el cuerpo puede ayudar a tomar decisiones informadas. Del mismo modo, estar consciente de las señales de hambre y saciedad del cuerpo puede ayudar a evitar comer en exceso o recurrir a la comida emocionalmente.

Ejemplo: En lugar de seguir una dieta extrema que promete resultados rápidos pero que restringe severamente la ingesta de calorías, un enfoque saludable implica crear un plan de comidas equilibrado y personalizado que incluya proteínas magras (pollo, carne, cerdo, pescados) carbohidratos complejos, (arroz, legumbres, avena etc.) grasas saludables

(Aguacate o palta, nueces y semillas, almendras, pacanas, cacahuates, piñones, semillas de calabaza, semillas de ajonjolí o girasol, aceite de oliva y aceitunas) y una variedad de frutas y verduras (manzana, fresas, arándanos, frambuesas, kiwi, pepinos, brócoli, apio, coliflor etc.). Esto proporcionará al cuerpo los nutrientes necesarios para su funcionamiento óptimo y permitirá que la pérdida de peso ocurra de manera sostenible.

Como consejo para alcanzar el éxito; Enfócate en establecer metas realistas y sostenibles. No te presiones para obtener resultados rápidos; en cambio, adopta un enfoque gradual, que puedas mantener y que te permita desarrollar hábitos saludables a largo plazo.

Esto es esencial para evitar la desmotivación y el agotamiento. En lugar de fijarte una meta de pérdida de peso extrema y poco realista, como perder 10 kilos en un mes, opta por un objetivo más alcanzable y seguro, como perder entre 0.5 y 1 kilo por semana. Esto te permitirá centrarte en progresos pequeños pero significativos, lo que a su vez te mantendrá motivado para continuar.

Además, comprende que la pérdida de peso es un proceso individual y que cada cuerpo responde de manera diferente. No te compares con otras personas, ya que cada uno tiene su propio ritmo y circunstancias únicas. En cambio, concéntrate en tus propios logros y avances. A medida que te acerques a tus metas más pequeñas, celebra cada hito alcanzado, ya que estos pequeños éxitos son fundamentales para mantener la motivación y la confianza en tu capacidad para lograr tus objetivos a largo plazo.

En conclusión, un enfoque saludable es esencial para lograr una pérdida de peso exitosa y duradera. Se trata de priorizar el bienestar físico y emocional, adoptar hábitos sostenibles y mantener una relación saludable con la comida y la actividad física. Un enfoque saludable no solo conduce a resultados positivos en términos de pérdida de peso, sino que también mejora la calidad de vida en general y promueve una relación positiva con el cuerpo y la salud en general.

1.2 Desmitificando las dietas de moda

En el mundo de la pérdida de peso, las dietas de moda son una presencia común y a menudo atractiva para aquellos que buscan resultados rápidos. Estas dietas prometen una pérdida de peso rápida y fácil, a menudo basándose en la eliminación o restricción severa de ciertos grupos de alimentos. Sin embargo, desmitificar estas dietas y comprender sus limitaciones es fundamental para adoptar un enfoque saludable y sostenible hacia la pérdida de peso. Aquí hay algunas razones por las cuales las dietas de moda pueden ser perjudiciales y por qué se debe evitar caer en sus trampas:

1.2.1 Promesas Irrealistas

Las dietas de moda suelen hacer promesas irrealistas sobre la rapidez y la facilidad con la que se puede perder peso. Prometen resultados asombrosos en un corto período de tiempo, lo que a menudo lleva a expectativas poco realistas y decepciones cuando no se cumplen los resultados esperados.

La pérdida de peso saludable y sostenible requiere tiempo, esfuerzo y paciencia, y no puede lograrse de manera segura en unos pocos días o semanas, en muchos casos, son insostenibles y pueden ser perjudiciales para la salud. Es importante desmitificar estas dietas y que los lectores profundicen sobre los riesgos asociados con las restricciones extremas de alimentos o grupos de nutrientes. En cambio, deben enfatizarse en la necesidad de seguir un enfoque equilibrado que incluya una variedad de alimentos nutritivos para proporcionar al cuerpo los nutrientes que necesita.

1.2.2 Restricciones Extremas

Muchas dietas de moda se basan en restricciones extremas de ciertos grupos de alimentos, como carbohidratos, grasas o proteínas. Aunque estas restricciones pueden conducir a una pérdida de peso inicial debido a una reducción en la ingesta calórica, también pueden privar al cuerpo de nutrientes esenciales y provocar desequilibrios nutricionales. Además, las restricciones extremas son difíciles de mantener a largo plazo y pueden llevar a comportamientos alimentarios poco saludables o trastornos alimentarios.

1.2.3 Pérdida de Músculo en lugar de Grasa

Algunas dietas de moda pueden llevar a una rápida pérdida de peso, pero gran parte de esa pérdida puede ser en forma de músculo en lugar de grasa. La pérdida de músculo puede disminuir el metabolismo y dificultar la pérdida de peso sostenible a largo plazo. Es importante recordar que el objetivo no es solo perder peso en la balanza, sino perder grasa corporal y mantener la masa muscular magra.

1.2.4 Efecto Rebote

El efecto rebote es un problema común asociado con las dietas de moda. Cuando se siguen restricciones extremas durante un período, el cuerpo puede entrar en un estado de hambre y conservación de energía, lo que ralentiza el metabolismo. Una vez que se abandona la dieta restrictiva, es común experimentar un aumento de peso rápido y recuperar el peso perdido, a menudo incluso más de lo que se perdió inicialmente. Este ciclo de pérdida y recuperación de peso, conocido como el efecto yo-yo, puede ser perjudicial para la salud y puede afectar negativamente el bienestar emocional.

1.2.5 Falta de Sostenibilidad

Una de las mayores desventajas de las dietas de moda es su falta de sostenibilidad a largo plazo. La mayoría de estas dietas son difíciles de mantener debido a sus restricciones extremas y la falta de variedad en la alimentación. Una vez que se abandona la dieta, es común volver a los hábitos alimenticios antiguos, lo que puede llevar a un aumento de peso y a sentirse desmotivado y culpable.

Un ejemplo de dieta de moda y que ha ganado popularidad recientemente promete resultados rápidos al eliminar por completo los carbohidratos. Sin embargo, este enfoque puede ser insostenible y privar al cuerpo de una fuente importante de energía y nutrientes. En cambio, se debe enfocar en consumir carbohidratos complejos, como cereales integrales, legumbres y frutas, que proporcionan energía y nutrientes esenciales para el cuerpo.

En resumen, desmitificar las dietas de moda es esencial para adoptar un enfoque saludable y sostenible hacia la pérdida de peso. En lugar de seguir tendencias pasajeras, es mejor enfocarse en desarrollar hábitos saludables que se puedan mantener a lo largo del tiempo. Un enfoque equilibrado y consciente, que incluya una dieta nutritiva, actividad física regular y cuidado de la salud mental, es la clave para una pérdida de peso exitoso y duradero, y para mejorar la calidad de vida en general.

1.3 El papel de la genética en el peso corporal

 Aunque la genética puede influir en el peso corporal y factores como el metabolismo y la predisposición a almacenar grasa pueden desempeñar un papel en la pérdida de peso, también podemos afirmar que, aunque la genética si puede tener cierto impacto, la mayoría de las personas pueden lograr un peso saludable mediante cambios en el estilo de vida.

La genética juega un papel fundamental en la determinación del peso corporal de una persona. Cada individuo tiene una combinación única de genes que puede influir en la forma en que su cuerpo procesa los alimentos, regula el apetito y almacena grasa. Algunos genes están asociados con un mayor riesgo de obesidad, mientras que otros pueden estar relacionados con un menor riesgo.

La genética puede influir en el peso corporal y en la forma en que almacenamos la grasa, pero no es el único factor determinante. Si bien algunos pueden tener una mayor predisposición a ganar peso, la mayoría de las personas pueden lograr un peso saludable con cambios en el estilo de vida, como mejorar la dieta y la actividad física. Así, quisiera alentar a los lectores a no sentirse desalentados por su genética y a centrarse en los factores que sí pueden controlar.

Por ejemplo, Algunas personas pueden tener una predisposición genética a almacenar grasa en áreas como el abdomen o las caderas. Sin embargo, esto no significa que no puedan perder peso de manera efectiva. Con un enfoque en la dieta y el ejercicio adecuado, estas personas aún pueden lograr una pérdida de peso saludable y mejorar su composición corporal.

Es importante tener en cuenta que la genética no es un destino fijo y absoluto. Si bien puede haber una predisposición genética al sobrepeso u obesidad, la genética no es el único factor que determina el peso corporal. El estilo de vida, incluidos los hábitos alimenticios y el nivel de actividad física, también juegan un papel crucial.

1.3.1 Metabolismo y su Influencia en el Peso Corporal

El metabolismo es el proceso mediante el cual el cuerpo convierte los alimentos en energía. El metabolismo basal es la cantidad de energía que el cuerpo necesita en reposo para mantener sus funciones vitales, como la respiración y el funcionamiento de los órganos. Algunas personas tienen un metabolismo más rápido, lo que significa que queman calorías más rápidamente en reposo, mientras que otras tienen un metabolismo más lento.

Las diferencias en el metabolismo pueden influir en cómo el cuerpo utiliza y almacena la energía de los alimentos. Aquellos con un metabolismo más rápido pueden quemar más calorías y tener una mayor facilidad para mantener un peso saludable. Por otro lado, las personas con un metabolismo más lento pueden tener una mayor tendencia a almacenar grasa y pueden tener dificultades para perder peso.

Es importante tener en cuenta que el metabolismo no es un factor estático y puede cambiar con el tiempo. Factores como la edad, el nivel de actividad física y la composición corporal pueden influir en el metabolismo de una persona.

1.3.2 Predisposición a almacenar Grasa

La predisposición a almacenar grasa puede variar entre individuos debido a factores genéticos y hormonales. Como lo mencionamos algunas personas pueden tener una mayor tendencia a almacenar grasa en ciertas áreas del cuerpo, como el abdomen o las caderas, lo que puede influir en la forma en que se distribuye el peso corporal. El almacenamiento de grasa también está influenciado por hormonas como la insulina, que regula el metabolismo de la glucosa y el almacenamiento de grasa en el cuerpo. Una resistencia a la insulina puede hacer que el cuerpo almacene más grasa, lo que puede dificultar la pérdida de peso. Regularmente son los carbohidratos (CH) los responsables de esto, aunque, en su defensa debemos decir que No todos los CH trabajan de la misma manera en el cuerpo. Algunos provocan una subida rápida de azúcar en la sangre, mientras que otros trabajan más lentamente, evitando aumentos grandes o rápidos del nivel de azúcar en la sangre.

El índice glucémico (IG) aborda estas diferencias al asignar un número a los alimentos que refleja la rapidez con la que incrementan la glucosa en la sangre en comparación con la glucosa (azúcar) pura.

La escala del IG va de 0 a 100. La glucosa pura tiene el IG más alto y se le asigna un valor de 100.

El consumo de alimentos con un IG bajo lo puede ayudar a alcanzar un control más estricto sobre el nivel de azúcar en su sangre. Prestar atención al IG de los alimentos puede ser otra herramienta para ayudar a controlar la diabetes, junto con el conteo de carbohidratos. Seguir una dieta con un IG bajo también puede ayudar a bajar de peso. Puedes encontrar mucha información disponible en internet, aquí te muestro un poco:

1.3.2.1 Índice glucémico de ciertos alimentos

Alimentos con IG bajo (0 a 55):

- Cebada

- Pasta, arroz sancochado (transformado)

- Quínoa

- Cereal integral con alto contenido de fibra, láminas u hojuelas de avena

- Zanahorias, vegetales verdes sin almidón

- Manzanas, naranjas, uvas, y muchas otras frutas

- La mayoría de nueces, legumbres y habichuelas

- Leche y yogur

Alimentos con IG moderado (56 a 69):

- Pan de pita, pan de centero

- Cuscús

- Arroz integral

- Pasas

Alimentos con IG alto (70 y mayor):

- Pan blanco y bagel

- La mayoría de cereales procesados y avena instantánea

- La mayoría de refrigerios

- Patatas (papas)

- Arroz blanco

- Miel

- Azúcar

- Sandía, piña

1.3.2.2 Planificación de las comidas con el índice glucémico

Al planificar sus comidas:

- Elija alimentos que tengan un IG bajo a medio.

- Cuando consuma un alimento con un IG alto, combínelo con alimentos con IG bajo para equilibrar el efecto en sus niveles de glucosa. El IG de un alimento, y su impacto en personas con diabetes puede cambiar cuando usted lo combina con otros alimentos.

El IG de un alimento se ve afectado por ciertos factores, como la madurez de una pieza de fruta. Entonces usted necesita pensar más que en el IG de un alimento al elegir opciones saludables. Es una buena idea mantener estos asuntos en mente al elegir las comidas.

- El tamaño de la porción aún importa porque las calorías todavía importan, al igual que la cantidad de carbohidratos. Usted necesita estar atento al tamaño de la porción y al número de carbohidratos en su comida, incluso si contiene alimentos con un IG bajo.

- En general, los alimentos procesados tienen un IG más alto. Por ejemplo, el jugo de frutas y las patatas instantáneas tienen un IG mayor que la fruta entera y la patata entera horneada.

- Cocinar puede afectar el IG de un alimento. Por ejemplo, la pasta al dente tiene un IG menor que la pasta cocida.

- Los alimentos con un contenido más alto de grasa o fibra tienden a tener un IG menor.

- Ciertos alimentos de la misma clase pueden tener diferentes valores de IG. Por ejemplo, el arroz blanco convertido de grano largo tiene un IG menor que el arroz integral. Y el arroz blanco de grano corto tiene un IG más alto que el arroz integral. Del mismo modo, las avenas rápidas o sémolas tiene un IG alto, pero la avena integral y los cereales de grano integral para el desayuno tienen un IG menor.

- Elija una variedad de alimentos saludables teniendo en mente el valor nutricional de toda la comida, así como el IG de los alimentos.

- Algunos alimentos con IG alto tienen un alto contenido de nutrientes. Así que equilíbrelos con alimentos con un IG menor.

Para muchas personas con diabetes, el conteo de carbohidratos ayuda a limitar los carbohidratos a una cantidad saludable. El conteo de carbohidratos junto con la elección de alimentos saludables y el mantenimiento de un peso saludable puede ser suficientes para controlar la diabetes y disminuir el riesgo de complicaciones.

Pero si tiene dificultades para controlar el nivel de azúcar en la sangre o desea tener un control más estricto, es posible que desee hablar con su "proveedor" de atención médica acerca del uso del índice glucémico como parte de su plan de acción.

1.3.3 La Influencia de la Genética en la Respuesta a las Dietas y el Ejercicio

La genética también puede influir en cómo una persona responde a diferentes dietas y programas de ejercicio. Algunas personas pueden perder peso más fácilmente con ciertos tipos de dietas o enfoques de ejercicio, mientras que otros pueden encontrar que ciertos enfoques no son efectivos para ellos.

Es importante reconocer que no existe una "dieta única para todos" que funcione para todas las personas, y la respuesta a la pérdida de peso puede variar según la genética individual. Por lo tanto, es esencial encontrar un enfoque que se adapte a las necesidades y preferencias de cada individuo y que sea sostenible a largo plazo.

En resumen, la genética juega un papel importante en el peso corporal y puede influir en factores como el metabolismo y la predisposición a almacenar grasa. Sin embargo, aunque la genética puede influir en el peso corporal, también se pueden realizar cambios en el estilo de vida, como adoptar una dieta equilibrada y un programa de ejercicio adecuado, que pueden ayudar a alcanzar y mantener un peso saludable. Es fundamental adoptar un enfoque equilibrado y sostenible hacia la pérdida de peso, reconociendo que cada individuo es único y que los resultados pueden variar según la genética y otros factores personales.

1.4 Estableciendo metas realistas y sostenibles

Nuestro sueño es poder ayudar a los lectores a establecer metas de pérdida de peso realistas y alcanzables. Explicaremos la importancia de enfocarse en la mejora de la salud en lugar de solo en los números en la balanza. También abordaremos la necesidad de establecer metas a corto y largo plazo para mantener la motivación.

Establecer metas realistas y alcanzables es esencial para mantener la motivación y el compromiso a lo largo del tiempo. En este apartado, se proporcionarán estrategias para establecer objetivos específicos y medibles, así como para dividirlos en metas a corto y largo plazo. También se abordará la importancia de celebrar los logros, incluso los pequeños avances, para mantener una mentalidad positiva durante el proceso de pérdida de peso.

Algunas estrategias podrían ser:

1.4.1 Selecciona Objetivos específicos y claramente definidos:

En lugar de establecer un objetivo vago como "quiero perder peso", sé específico y define cuánto peso quieres perder y en qué período de tiempo. Por ejemplo, "quiero perder 10 kilogramos en los próximos 6 meses".

Considera otros aspectos relacionados con la pérdida de peso, como mejorar la condición física, aumentar la resistencia o reducir el porcentaje de grasa corporal. Estos objetivos adicionales pueden brindar una mayor motivación y enfoque.

1.4.2 Utiliza el Método SMART:

Asegúrate de que tus objetivos sean SMART: Específicos, Medibles, Alcanzables, Relevantes y con límite de tiempo. Este enfoque garantiza que los objetivos sean claros y realistas.

Por ejemplo, un objetivo SMART podría ser "Perder 2 kilogramos al mes durante 5 meses al seguir una dieta equilibrada y hacer ejercicio regularmente".

1.4.3 Divide los Objetivos en metas a corto y largo plazo:

Establece metas a corto plazo que te permitan avanzar gradualmente hacia tu objetivo a largo plazo. Estas metas más pequeñas son más alcanzables y te ayudarán a mantenerte motivado.

Por ejemplo, si tu objetivo a largo plazo es perder 10 kilogramos en 6 meses, podrías establecer metas a corto plazo de perder 2 kilogramos al mes.

1.4.4 Establece fechas límites realistas:

Define fechas límite claras para cada meta a corto y largo plazo. Estas fechas te proporcionarán un sentido de urgencia y te ayudarán a mantener el enfoque en el progreso.

Asegúrate de que las fechas límite sean realistas y alcanzables. No te presiones con plazos poco realistas que puedan llevar a la desmotivación.

1.4.5 Evalúa y ajusta tus metas de forma continua:

A medida que avanzas en tu proceso de pérdida de peso, es fundamental evaluar regularmente tus metas y su progreso. Si notas que un objetivo específico no es alcanzable o necesita ser ajustado, no dudes en hacerlo.

La pérdida de peso es un viaje que puede requerir adaptaciones a medida que avanzas y enfrentas desafíos.

1.4.6 Celebra cada logro, por pequeño que parezca:

Reconoce y celebra cada logro que alcances, incluso los más pequeños. Esto te mantendrá motivado y te recordará que estás avanzando hacia tu objetivo final.

Recuerda que establecer objetivos específicos y medibles es un proceso continuo. A medida que alcanzas tus metas a corto plazo, puedes ajustar y establecer nuevas metas a medida que avanzas hacia tu objetivo a largo plazo. Mantén una actitud positiva, perseverancia y compromiso contigo mismo, y estarás en el camino hacia el éxito en tu pérdida de peso y bienestar general.

Establecer metas realistas y sostenibles es el primer paso fundamental para lograr una pérdida de peso exitosa y duradera. A menudo, cuando las personas se sienten motivadas para perder peso, pueden tener la tentación de establecer objetivos poco realistas o basados en estándares poco alcanzables, como los que se ven en los medios de comunicación o en las redes sociales. Sin embargo, esto puede conducir a una mentalidad de todo o nada, donde se espera una transformación radical y rápida, lo que a menudo lleva a la desilusión y la desmotivación cuando los resultados no se alcanzan tan pronto como se desearía.

Establecer metas realistas también significa que debemos ser honestos con nosotros mismos acerca de cuánto peso queremos perder y en qué período de tiempo es factible hacerlo de manera segura y saludable. La pérdida de peso gradual y sostenible es más beneficiosa para el cuerpo y tiene más probabilidades de mantenerse a largo plazo. Un objetivo realista como lo hemos mencionado en varias ocasiones, podría ser perder entre 0.5 y 1 kilogramo por semana, lo que se considera una tasa de pérdida de peso segura y sostenible.

Al establecer metas sostenibles, debemos considerar nuestro estilo de vida, nuestras responsabilidades diarias y nuestras preferencias personales. No todas las dietas o planes de ejercicio funcionan para todos, y es esencial encontrar un enfoque que se adapte a nuestras necesidades y que podamos mantener a lo largo del tiempo. De esta manera, evitaremos caer en el ciclo de pérdida de peso y recuperación de peso, conocido como el efecto yo-yo.

Un enfoque sostenible también implica hacer cambios graduales en nuestros hábitos alimenticios y de actividad física. Por ejemplo, en lugar de hacer cambios drásticos en nuestra dieta de la noche a la mañana, podemos empezar por incorporar más verduras y frutas a nuestras comidas o reducir el consumo de alimentos poco saludables. Estoy seguro que todos conocemos lo que nos hace mal a la hora de comer. Del mismo modo, en lugar de embarcarnos en rutinas de ejercicio extremas, podemos comenzar con actividades físicas que disfrutemos, como caminar, nadar o bailar, y aumentar gradualmente la intensidad y la duración a medida que nos sintamos más cómodos.

Establecer metas realistas y sostenibles también significa celebrar cada pequeño logro a lo largo del camino. Cada kilogramo perdido y cada hábito saludable adoptado merecen reconocimiento y celebración. Esto nos ayudará a mantenernos motivados y enfocados en nuestros objetivos a medida que avanzamos hacia una vida más saludable y equilibrada.

En resumen, al establecer metas realistas y sostenibles, nos aseguramos de adoptar un enfoque equilibrado y gradual hacia la pérdida de peso, evitando la desilusión y la desmotivación. Reconocer que la pérdida de peso es un proceso que requiere tiempo, esfuerzo y compromiso nos permitirá desarrollar hábitos saludables que podamos mantener a lo largo del tiempo y, en última instancia, llevarnos hacia el éxito en nuestra búsqueda de una vida más saludable.

Capítulo 2

Nutrición Inteligente

2.1 La importancia de una dieta equilibrada:

En este capítulo, resaltaremos la importancia de una dieta equilibrada que incluya una variedad de alimentos nutritivos. Hablaremos sobre los diferentes grupos de alimentos y cómo cada uno aporta nutrientes esenciales para el funcionamiento óptimo del cuerpo.

En un momento en el que es complejo hablar de alimentos, con tanta información apuntando a lo que está bien y lo que está mal comer muchas veces en contradicción, en un mundo con teorías conspirativas, que lo que logra es confundir en vez de aclarar, nos llenamos de dudas a la hora de elegir una fuente de nutrientes. Por eso mi recomendación es que consultes un médico de cada área que pueda recomendarte en función de tus bio- indicadores, alergias e intolerancias a ciertos alimentos.

Una dieta equilibrada es aquella que proporciona al cuerpo los nutrientes necesarios para su correcto funcionamiento. Se destacarán los diferentes grupos de alimentos, como proteínas magras, carbohidratos complejos, grasas saludables, frutas, verduras y lácteos bajos en grasa. Ejemplo, Una dieta equilibrada podría incluir un desayuno con avena cocida, fruta y nueces, un almuerzo con una ensalada de espinacas, papa cocida o al horno pollo a la parrilla y aguacate o palta, una merienda con yogur natural y una cena con salmón al horno y brócoli o ensaladas verdes. Esta combinación de alimentos proporcionaría proteínas, fibra, grasas saludables y una variedad de vitaminas y minerales esenciales.

Como consejo para alcanzar el éxito: Practica el control de las porciones y la moderación en tus comidas. Aprende a escuchar las señales de saciedad de tu cuerpo y evita comer en exceso. Disfruta de cada bocado y toma el tiempo para saborear los alimentos. Entonces, No comas en exceso, y para esto, presta atención a dichas señales de saciedad. Come despacio y mastica bien los alimentos para que puedas identificar cuándo te sientes satisfecho. También es útil evitar distracciones durante las comidas, como mirar la televisión o trabajar en la computadora, ya que esto puede hacer que comas más sin darte cuenta. Esto es muy importante, mira lo que comes, se consiente mientras comes, no veas tu celular mientras lo haces. No es necesario quedar con el estómago a punto de reventar para sentir que debes parar de comer. Disfruta de cada bocado, concéntrate en el sabor y la textura de los alimentos. Comer conscientemente te permite apreciar más la comida y puede ayudar a reducir la tendencia a comer de más. Inténtalo. Cuando te tomas el tiempo para saborear cada bocado, es más probable que te sientas satisfecho con menos cantidad de comida.

Comer con moderación es esencial para mantener una relación saludable con la comida. Es común sentir la tentación de comer en exceso, especialmente cuando los alimentos son deliciosos o cuando se está emocionalmente estresado. Sin embargo, comer en exceso puede llevar a consumir más calorías de las necesarias y dificultar la pérdida de peso enormemente.

Una dieta equilibrada que incluya una variedad de alimentos nutritivos es esencial para el funcionamiento óptimo del cuerpo. Cada grupo de alimentos aporta nutrientes esenciales que desempeñan roles vitales en nuestro bienestar general y salud. A continuación, exploraremos de forma superficial, los diferentes grupos de alimentos y cómo cada uno de ellos contribuye con nutrientes cruciales para el cuerpo.

2.1.1 Proteínas: Los Ladrillos de la Vida

Las proteínas son los bloques constructores del cuerpo, y son esenciales para el crecimiento y reparación de tejidos, así como para la producción de enzimas, hormonas y anticuerpos entre otras funciones. Las proteínas están compuestas de aminoácidos, y hay aminoácidos esenciales que deben obtenerse a través de la dieta. Fuentes de proteínas incluyen carne magra, aves, cerdo, pescado, huevos, productos lácteos, legumbres, nueces y semillas.

2.1.2 Carbohidratos: La Principal Fuente de Energía

Los carbohidratos son la principal fuente de energía para el cuerpo y proporcionan glucosa, que es utilizada por las células para obtener energía. Los carbohidratos se pueden clasificar en carbohidratos complejos (como los encontrados en granos enteros y vegetales) y carbohidratos simples (como los que se encuentran en azúcares y dulces). Los carbohidratos complejos proporcionan energía sostenible y generalmente son ricos en fibra, lo que ayuda a mantener la saciedad y la salud digestiva.

Intenta evitar lo más que puedas los CH Simples si lo que quieres es bajar de peso al menos hasta que consigas la meta.

2.1.3 Grasas: Esenciales para la Salud

Las grasas son una fuente importante de energía y también son cruciales para la absorción de vitaminas liposolubles (A, D, E y K). Además, las grasas saludables, como los ácidos grasos omega-3 y omega-6, son fundamentales para la salud del cerebro, la función celular y la salud cardiovascular. Algunas fuentes de grasas saludables incluyen aguacates o paltas, nueces, semillas, aceite de oliva, pescados grasos y aceite de pescado.

2.1.4 Vitaminas: Cofactores Esenciales

Las vitaminas son micronutrientes esenciales que actúan como cofactores en una variedad de procesos biológicos en el cuerpo. Cada vitamina desempeña un papel específico en la salud, desde el fortalecimiento del sistema inmunológico (vitamina C) hasta la salud ósea (vitamina D) y la protección contra el daño oxidativo (vitamina E). Es fundamental obtener una variedad de vitaminas a través de una dieta equilibrada que incluya frutas, verduras, nueces, semillas y productos lácteos.

2.1.5 Minerales: Reguladores del Cuerpo

Los minerales son elementos químicos esenciales que cumplen una variedad de funciones en el cuerpo. Algunos minerales, como el calcio y el fósforo, son esenciales para la formación y mantenimiento de huesos y dientes saludables. Otros minerales, como el hierro y el zinc, son cruciales para la función inmunológica y la síntesis de proteínas. Algunas fuentes de minerales incluyen productos lácteos, verduras de hojas verdes, frutos secos, pescado y carne magra.

2.1.6 Agua: La Fuente de la Vida

El agua es esencial para la supervivencia y el funcionamiento óptimo del cuerpo. Ayuda a transportar nutrientes, regular la temperatura corporal, lubricar articulaciones y eliminar toxinas. Mantenerse hidratado es crucial para una buena salud, y se recomienda beber suficiente agua a lo largo del día.

Para concluir, Una dieta equilibrada que incluya una variedad de alimentos nutritivos es la base para el funcionamiento óptimo del cuerpo y la salud en general. Cada grupo de alimentos aporta nutrientes esenciales que son fundamentales para el crecimiento, el mantenimiento y la protección del cuerpo. Al tomar decisiones informadas y elegir una dieta rica en proteínas magras, carbohidratos complejos, grasas saludables, vitaminas, minerales y agua, estaremos nutriendo nuestro cuerpo de manera adecuada y disfrutando de una vida más saludable y enérgica. Recuerda siempre consultar con un profesional de la salud o un nutricionista antes de realizar cambios significativos en tu dieta.

2.2 La regla de las porciones y la moderación:

El control de las porciones y la moderación en la alimentación son aspectos fundamentales para mantener una dieta equilibrada y controlar la ingesta calórica. En un mundo donde las porciones cada vez son más grandes y abundantes, aprender a identificar y respetar las porciones adecuadas puede marcar una gran diferencia en nuestra salud y en el control del peso corporal.

2.2.1 Reconocer el tamaño adecuado de las porciones:

Es esencial aprender a reconocer y ajustar las porciones adecuadas para cada tipo de alimento. Esto se puede lograr a través de herramientas prácticas como utilizar tazas medidoras, pesar los alimentos en una báscula de cocina o comparar las porciones con objetos comunes (por ejemplo, una porción de carne del tamaño de un mazo de cartas).

2.2.2 Utilizar platos y utensilios más pequeños:

Una estrategia sencilla y efectiva para controlar las porciones es utilizar platos y utensilios más pequeños. Al usar platos más pequeños, tendemos a servirnos menos cantidad de comida, lo que puede ayudar a evitar el exceso de consumo de calorías. Funciona!

2.2.3 Comer conscientemente:

La práctica de comer conscientemente, (como lo comentamos antes) implica prestar atención a cada bocado, disfrutar del sabor y la textura de los alimentos y tomar el tiempo necesario para masticar adecuadamente. Comer conscientemente nos ayuda a ser más conscientes de nuestras señales de saciedad y a evitar comer en exceso.

2.2.4 Evitar las distracciones durante las comidas:

Evitar distracciones como la televisión, el teléfono o el trabajo durante las comidas puede ayudarnos a enfocarnos en lo que estamos comiendo y a reconocer las señales de saciedad que nuestro cuerpo nos envía.

2.2.5 Planificar y dividir las comidas:

Planificar las comidas con anticipación y dividirlas en porciones adecuadas puede ser una estrategia efectiva para evitar el exceso de comida. Preparar comidas equilibradas y tener refrigerios saludables a mano puede evitar que caigamos en tentaciones poco saludables. Podrías hacer 3 comidas y 2 snacks saludables a lo largo del día si te lo puedes permitir.

2.2.6 No te saltes comidas:

Saltarse comidas puede conducir a una sensación extrema de hambre, lo que a menudo resulta en comer en exceso en la siguiente comida. Es importante mantener un horario regular de comidas y refrigerios para mantener niveles de energía estables y evitar comer en exceso.

En conclusión, controlar las porciones y practicar la moderación en la alimentación son aspectos fundamentales para mantener una dieta equilibrada y controlar la ingesta calórica. Utilizar herramientas prácticas para reconocer el tamaño adecuado de las porciones, comer conscientemente, evitar distracciones durante las comidas y escuchar las señales de saciedad del cuerpo son estrategias efectivas para evitar el exceso de comida y mantener una relación saludable con la comida.

Al implementar estas estrategias, estaremos más equipados para mantener un peso saludable y disfrutar de una vida más enérgica y plena.

Ejemplo: En lugar de comer una gran porción de helado después de una comida, se puede disfrutar de un tamaño más pequeño, como una bola, elegir un helado sin azúcar y saborear cada cucharada lentamente. Además, en lugar de comer una bolsa entera de papas fritas, se puede poner solo una porción en un plato, (no tener la bolsa a la mano es clave) y guardar el resto para otra ocasión.

2.3 Algunos alimentos para incluir en tu dieta para bajar de peso:

Cuando se busca perder peso, es fundamental elegir alimentos que sean ricos en nutrientes y bajos en calorías para satisfacer las necesidades nutricionales del cuerpo sin exceder el consumo calórico diario. A continuación, te presento una lista como sugerencia, de alimentos que pueden ser de gran ayuda en un programa de pérdida de peso:

Verduras de hojas verdes: Espinacas, cilantro, perejil, lechuga, acelgas y otras verduras de hojas verdes son bajas en calorías pero ricas en vitaminas, minerales y antioxidantes. Pueden ser la base perfecta para ensaladas nutritivas y también se pueden incluir en batidos o salteadas como guarnición.

Verduras crucíferas: Brócoli, coliflor, repollo, y coles de Bruselas son ricas en fibra y compuestos antioxidantes. Son opciones versátiles y deliciosas para incorporar en platos principales o como acompañamientos.

Pimientos: Los pimientos son bajos en calorías y ricos en vitamina C y antioxidantes. Añaden sabor y color a las comidas, y pueden ser rellenos con proteínas magras para una comida completa y saludable.

Zanahorias: Las zanahorias son una excelente fuente de vitamina A y fibra. Son perfectas para bocadillos saludables o para incluir en platos como sopas y guisos.

Pescados magros: El salmón, la trucha, el bacalao, atún y otros pescados magros son ricos en proteínas y ácidos grasos omega-3. Estos ácidos grasos benefician la salud del corazón y pueden ayudar en la pérdida de peso al mantenernos saciados por más tiempo.

Pechuga de pollo y pavo: Estas carnes magras son excelentes fuentes de proteínas y pueden formar la base de platos principales nutritivos y satisfactorios.

Huevos: Los huevos son una excelente fuente de proteínas de alta calidad y contienen varios nutrientes esenciales. Son versátiles y pueden formar parte de desayunos, almuerzos o cenas.

Legumbres: Lentejas, garbanzos, frijoles y guisantes son ricos en proteínas, fibra y una variedad de nutrientes. Son opciones económicas y deliciosas que pueden ser la base de sopas, guisos o ensaladas.

Frutas frescas: Manzanas, peras, naranjas, fresas, arándanos y otras frutas frescas son opciones bajas en calorías y ricas en vitaminas, minerales y antioxidantes. Son excelentes para bocadillos o para acompañar comidas.

Productos lácteos bajos en grasa: Leche desnatada o descremada y de necesitar deslactosada, yogur griego bajo en grasa y quesillo son opciones ricas en proteínas y calcio sin agregar muchas calorías adicionales.

2.3.1 Algunos consejos para preparar comidas saludables y deliciosas:

Opta por métodos de cocción saludables, como cocinar al vapor, hornear, asar a la parrilla o saltear con un poco de aceite saludable.

Añade especias y hierbas frescas para agregar sabor sin la necesidad de utilizar grandes cantidades de sal o grasas.

Incorpora una variedad de colores y texturas en tus platos, incluyendo una combinación de verduras, proteínas magras y granos enteros.

Planifica tus comidas con antelación y ten a mano ingredientes saludables para evitar caer en opciones menos nutritivas por falta de tiempo.

No olvides mantener tu cuerpo hidratado. Al incluir estos alimentos ricos en nutrientes y bajos en calorías en tu dieta y seguir consejos para preparar comidas saludables, estarás en el camino hacia una pérdida de peso exitosa y una mejora en tu bienestar general. Recuerda siempre consultar con un profesional de la salud o un nutricionista antes de realizar cambios significativos en tu dieta, especialmente si tienes alguna condición médica o restricciones alimentarias específicas.

2.4 Cómo crear un plan de comidas saludables:

Desarrollar un plan de comidas personalizado es esencial para asegurarse de que se satisfagan las necesidades nutricionales individuales y se ajusten a las preferencias personales. Aquí te proporciono, como sugerencia, una guía paso a paso para ayudar a los lectores a crear su propio plan de comidas personalizado:

2.4.1 Evaluar las necesidades y objetivos personales:

Antes de crear un plan de comidas, es crucial entender las necesidades y objetivos personales. Esto incluye tener en cuenta el estado de salud, el peso actual, las restricciones dietéticas, el nivel de actividad física y cualquier objetivo específico relacionado con la pérdida de peso u otras metas de salud.

2.4.2 Determinar el tamaño de las porciones y la distribución de macronutrientes:

Una vez que se conoce qué objetivos se quieren lograr, es hora de determinar el tamaño de las porciones y la distribución de macronutrientes (proteínas, carbohidratos y grasas) en cada comida. Un nutricionista o profesional de la salud puede ser de gran ayuda para calcular las necesidades calóricas diarias y las proporciones adecuadas para cada individuo.

2.4.3 Elegir alimentos preferidos y saludables:

El plan de comidas debe incluir alimentos que sean tanto preferidos como saludables. Es importante seleccionar alimentos nutritivos que se disfruten, ya que esto hará que el plan de comidas sea más sostenible a largo plazo. Además, se pueden explorar nuevas recetas y técnicas culinarias para incorporar variedad en la dieta. Haz una lista con los alimentos que te gusta comer y elige los más saludables para agregar a tu plan de alimentación

2.4.4 Preparación y planificación:

- La preparación y planificación son clave para evitar decisiones impulsivas poco saludables y asegurarse de que los alimentos necesarios estén disponibles cuando sea necesario. Aquí hay algunas estrategias para ayudar en este proceso:
- Realizar una lista de compras: Planificar las comidas de la semana y hacer una lista de compras con los ingredientes necesarios ayudará a evitar compras innecesarias y tentaciones poco saludables. No compres nada que te tiente y que sabes que te afectara negativamente en tus progresos.
- Cocinar con anticipación: Preparar comidas en lotes y congelar porciones individuales puede ahorrar tiempo y energía durante la semana, además de facilitar la elección de opciones saludables.

- Usar contenedores o tuppers para llevar: Llevar comida preparada de casa en contenedores puede ayudar a evitar comer fuera y optar por opciones menos saludables.
- Organizar el espacio de cocina: Mantener una cocina organizada con ingredientes saludables al alcance de la mano hará que sea más fácil preparar comidas nutritivas.
- Ser flexible y disfrutar de ocasiones especiales: Un plan de comidas personalizado no debe ser rígido. Si no tienes tanta disciplina y voluntad, puedes ser flexible y permitirte disfrutar de ocasiones especiales y alimentos indulgentes en moderación. La clave está en mantener un equilibrio y retomar las elecciones saludables en las comidas posteriores. Si eres de los radicales, otra opción es enfocarte al 100% en tu objetivo sin salirte del plan hasta alcanzar la meta y una vez lograda flexibilizar y darte "premios" ocasionales para luego encaminarse nuevamente con un estilo saludable.

2.4.5 Monitorear el progreso:

Finalmente, es importante monitorear el progreso y hacer ajustes en el plan de comidas según sea necesario. Esto puede implicar realizar cambios si se encuentran dificultades o si los objetivos cambian con el tiempo.

2.5 Controlar la ingesta de calorías y el equilibrio energético:

Explicaremos la relación entre el balance de energía (calorías consumidas frente a calorías gastadas) y cómo esto afecta la pérdida de peso. También presentaremos estrategias para controlar la ingesta de calorías sin sentir hambre o privación extrema.

El control de la ingesta de calorías y el equilibrio energético son conceptos fundamentales en la pérdida y el mantenimiento de peso. El equilibrio energético se refiere a la relación entre las calorías consumidas a través de los alimentos y bebidas, y las calorías quemadas a través del metabolismo basal y la actividad física. Si consumes más calorías de las que quemas, se produce un exceso de energía que se almacena como grasa, lo que puede llevar al aumento de peso, es simple. Por otro lado, si quemas más calorías de las que consumes, se produce un déficit de energía, lo que conduce a la pérdida de peso, simple también :)

Aquí hay algunas estrategias clave para controlar la ingesta de calorías y mantener un equilibrio energético adecuado:

2.5.1 Conocer tus necesidades calóricas individuales:

Entender tus necesidades calóricas individuales es crucial para controlar la ingesta de calorías. Factores como el género, la edad, el peso, la altura y el nivel de actividad física influyen en la cantidad de calorías que el cuerpo necesita diariamente. Puedes calcular tus necesidades calóricas con la ayuda de un profesional de la salud o un nutricionista, o utilizando calculadoras en línea basadas en tu edad, género, peso y nivel de actividad.

2.5.2 Leer las etiquetas de los alimentos:

Al leer las etiquetas de los alimentos, podrás tener una mejor comprensión de la cantidad de calorías que contiene una porción del producto. Presta atención a las porciones sugeridas y a las calorías por porción. Esto te ayudará a tomar decisiones informadas al seleccionar alimentos bajos en calorías y nutrientes. Es fundamental comprender la información nutricional y los ingredientes para tomar decisiones informadas y saludables. Aquí hay algunos consejos para leer las etiquetas de los alimentos:

- Fíjate en el tamaño de la porción: Comienza por revisar el tamaño de la porción que se muestra en la etiqueta. Todas las cantidades de nutrientes que se indican en la etiqueta se basan en esta porción, por lo que es importante tener en cuenta cuántas porciones estás consumiendo en realidad.
- Observa las calorías: Comprueba la cantidad de calorías por porción. Esto te dará una idea de la cantidad de energía que estás consumiendo con esa porción específica del alimento.
- Verifica los nutrientes esenciales: Fíjate en los nutrientes esenciales que se enumeran en la etiqueta, como proteínas, carbohidratos, grasas, fibra, vitaminas y minerales. Busca alimentos que sean ricos en nutrientes y bajos en grasas saturadas, grasas trans, sodio y azúcares añadidos.
- Controla los azúcares añadidos: Observa la cantidad de azúcares añadidos en la lista de ingredientes. Los azúcares añadidos pueden estar ocultos en muchos

productos procesados, incluso en aquellos que no son dulces. Opta por alimentos con menos azúcares añadidos y busca alternativas más saludables.

- Compara el contenido de grasas: Compara la cantidad de grasas totales y grasas saturadas entre diferentes productos. Trata de elegir alimentos que sean bajos en grasas saturadas y trans, y opta por grasas saludables como las que se encuentran en nueces, aguacates o paltas y aceite de oliva.

- Busca la fibra dietética: La fibra dietética es importante para la salud digestiva y puede ayudar a mantener la sensación de saciedad. Elige alimentos que sean ricos en fibra para mejorar la calidad de tu dieta.

- Evita ingredientes poco saludables: Lee la lista de ingredientes y evita productos que contengan ingredientes poco saludables como jarabe de maíz de alta fructosa, grasas hidrogenadas y aditivos artificiales.

- Ten cuidado con el sodio: Controla la cantidad de sodio en los alimentos, especialmente en productos procesados como sopas, salsas y alimentos enlatados. El exceso de sodio puede contribuir a problemas de presión arterial alta y retención de líquidos.

- Aprende a interpretar los % del Valor Diario: Los porcentajes del Valor Diario (%VD) te indican cuánto aporta un nutriente específico en una porción en relación con la cantidad diaria recomendada. Un %VD del 5% o menos se considera bajo, mientras que un %VD del 20% o más se considera alto.

- Utiliza la información para tomar decisiones informadas: Al leer las etiquetas de los alimentos, utiliza la información para comparar productos y tomar decisiones informadas sobre qué alimentos son más adecuados para tu dieta y objetivos de salud.

Recuerda que, aunque leer las etiquetas de los alimentos es una herramienta valiosa para seleccionar opciones más saludables, es igualmente importante priorizar alimentos frescos y naturales en lugar de alimentos altamente procesados. Una dieta basada en alimentos integrales y nutritivos es la clave para una alimentación equilibrada y saludable. Siempre que sea posible, busca opciones con menos ingredientes y que sean fácilmente reconocibles como alimentos naturales y saludables.

2.5.3 Controlar las porciones:

Como se mencionó en el apartado anterior, el control de las porciones es clave para controlar la ingesta de calorías. Utiliza platos más pequeños, pesa y mide los alimentos cuando sea necesario y evita servirte en exceso. Ser consciente del tamaño de las porciones puede ayudarte a evitar el consumo excesivo de calorías.

2.5.4 Hacer elecciones inteligentes en restaurantes:

Cuando comas fuera de casa, es importante hacer elecciones inteligentes en los restaurantes. Opta por opciones más saludables, elige platos con verduras y proteínas magras y evita alimentos fritos o altos en grasas saturadas y azúcares añadidos. Pregunta si es posible reducir el tamaño de las porciones o compartir platos para evitar excesos. Muchas personas piensan que están obligadas a comerse todo lo que pidieron porque están pagando, lo que suena lógico, pero deténganse a pensar en lo que esa decisión puede afectar su proceso, sus objetivos y su salud.

2.5.5 Incorporar más alimentos bajos en calorías y ricos en nutrientes:

Agrega más alimentos bajos en calorías y ricos en nutrientes a tu dieta, como verduras, frutas, proteínas magras y granos enteros. Estos alimentos te ayudarán a sentirte saciado con menos calorías y proporcionarán una amplia variedad de nutrientes esenciales.

2.5.6 Mantenerse activo:

El equilibrio energético no solo se trata de controlar la ingesta de calorías, sino también de aumentar la cantidad de calorías que se queman a través de la actividad física. Incorporar ejercicio regular en tu rutina diaria puede ayudar a aumentar el gasto de energía y mantener un equilibrio calórico adecuado.

2.5.7 Escuchar las señales de hambre y saciedad:

Aprende a escuchar las señales de hambre y saciedad de tu cuerpo. Comer cuando tienes hambre y dejar de comer cuando te sientes satisfecho puede ayudarte a evitar comer en exceso y mantener un equilibrio energético saludable.

2.5.8 Evitar el consumo excesivo de bebidas azucaradas:

Las bebidas azucaradas pueden ser una fuente significativa de calorías vacías en la dieta. Opta por agua, té sin azúcar o café sin crema ni azúcar como opciones más saludables para mantener el equilibrio energético.

En conclusión, controlar la ingesta de calorías y mantener un equilibrio energético adecuado son fundamentales para lograr y mantener un peso saludable. Conocer tus necesidades calóricas individuales, controlar las porciones, hacer elecciones inteligentes en los restaurantes y mantenerse activo son estrategias clave para mantener el equilibrio calórico adecuado. Escuchar las señales de hambre y saciedad y evitar el consumo excesivo de bebidas azucaradas también son aspectos importantes para mantener un estilo de vida saludable y equilibrado.

En resumen, desarrollar un plan de comidas personalizado es una herramienta poderosa para lograr objetivos de pérdida de peso y bienestar general. Al tener en cuenta las necesidades individuales, seleccionar alimentos saludables y preferidos, y planificar con anticipación, se puede evitar decisiones impulsivas poco saludables y mantener una dieta equilibrada y satisfactoria. La clave está en Mantenerse activo, ser flexible, disfrutar de la variedad y mantener el enfoque en la mejora continua de la alimentación y el bienestar. Siempre se recomienda buscar el asesoramiento de un profesional de la salud o un nutricionista para crear un plan de comidas adecuado y seguro para cada individuo.

Capítulo 3

La Hidratación, su Rol en la Pérdida de Peso y las calorías liquidas

3.1 Beneficios de beber suficiente agua:

En el fascinante viaje hacia la pérdida de peso, uno de los pilares más poderosos y subestimados es la hidratación. Como una corriente refrescante que fluye a través de nuestro cuerpo, el agua es el elixir de la vida que nos conecta con nuestra esencia más pura. Sin embargo, su papel en la pérdida de peso a menudo se pasa por alto, como si fuera una mera sombra en la danza del cambio corporal.

El agua, con su simplicidad aparente, es en realidad un elemento esencial para el equilibrio energético y la metabolización eficiente de las grasas. Al estar hidratados, nuestros cuerpos pueden alcanzar su máximo potencial y desentrañar los misterios del proceso de pérdida de peso. Cada gota de agua es un impulso hacia la claridad y la transformación, ayudándonos a eliminar toxinas y sustancias innecesarias que obstaculizan nuestro camino hacia el bienestar.

En el corazón de la hidratación, reside una relación íntima con el metabolismo. Al aumentar la ingesta de agua, nuestros cuerpos reviven sus mecanismos naturales, quemando calorías y activando el proceso de termogénesis. Como una chispa que enciende la llama de un fuego sagrado, el agua potencia la quema de grasas almacenadas y nos guía hacia la senda de la pérdida de peso.

La hidratación, además, tiene el poder de silenciar las señales de hambre que a menudo nos acechan. A veces, nuestras mentes confunden la sed con el deseo de comer, llevándonos a buscar consuelo en la comida cuando en realidad solo necesitamos un poco de agua para satisfacer nuestra sed interna. Al beber agua con regularidad, podemos aprender a escuchar las necesidades reales de nuestro cuerpo y evitar las decisiones impulsivas poco saludables que nos alejan de nuestros objetivos.

Es cierto que el agua es una aliada poderosa en nuestra búsqueda de la pérdida de peso, pero como en todas las cosas en la vida, el equilibrio es la clave. No debemos caer en la trampa de creer que beber grandes cantidades de agua conducirá a una pérdida de peso rápida y milagrosa. Como todo en la vida, la moderación es esencial.

Beber agua en exceso puede sobrecargar nuestros riñones y diluir los nutrientes esenciales de nuestro cuerpo. Lo que necesitamos es un equilibrio sutil, una sinfonía delicada entre la hidratación adecuada y una alimentación consciente.

Como una bailarina etérea que se desliza a través de la vida, la hidratación nos guía suavemente hacia la pérdida de peso y el bienestar. Es un reflejo de nuestro compromiso con nosotros mismos, un recordatorio constante de que merecemos cuidar y nutrir nuestros cuerpos. A medida que bebemos cada sorbo de agua, estamos nutriendo nuestra fuerza interior y despertando nuestro poder personal para transformar nuestras vidas.

En el mágico viaje hacia la pérdida de peso, la hidratación es nuestra aliada más fiel. Es un recordatorio suave de que, al conectarnos con la sabiduría innata de nuestros cuerpos y escuchar sus mensajes, podemos alcanzar nuevas alturas de bienestar y autodescubrimiento. Bebe agua con gratitud y conciencia, y descubre cómo este líquido puro puede ser el compañero más cercano en tu viaje hacia una vida más saludable y equilibrada. En cada gota de agua, encontramos una promesa de transformación y un recordatorio de que estamos en control de nuestra propia historia.

3.2 Cómo evitar el consumo excesivo de calorías líquidas:

Evitar el consumo excesivo de calorías líquidas es esencial para apoyar la pérdida de peso y mantener un estilo de vida saludable. Bebidas como las bebidas azucaradas y alcohólicas pueden ser fuentes significativas de calorías vacías en la dieta, lo que significa que aportan calorías pero pocos o ningún valor nutricional. Estas calorías adicionales pueden sumarse rápidamente sin proporcionar una sensación duradera de saciedad, lo que puede dificultar el control del peso y la gestión de la ingesta calórica.

Las bebidas azucaradas, como bebidas gaseosas, jugos de frutas comerciales y bebidas energéticas, a menudo contienen altos niveles de azúcares añadidos. El consumo excesivo de azúcares añadidos se ha asociado con un mayor riesgo de obesidad, diabetes tipo 2 y otras enfermedades crónicas. Además, estas bebidas tienden a tener un alto índice glucémico, lo que puede llevar a picos de azúcar en sangre seguidos de una caída repentina, lo que puede aumentar el hambre y la ingesta calórica.

El alcohol también puede ser una fuente importante de calorías vacías. Las bebidas alcohólicas como cerveza, vino y licores pueden contener un alto contenido calórico sin aportar nutrientes esenciales. Además, el alcohol puede afectar la función metabólica y dificultar la pérdida de peso.

Afortunadamente, existen alternativas saludables y sabrosas para reemplazar las bebidas azucaradas y alcohólicas en nuestra dieta:

- Agua con sabor natural: El agua es la opción de hidratación más saludable y sin calorías. Para darle sabor, agrega rodajas de limón, lima, pepino, menta o fresas a tu agua. Esta agua infusionada con sabor natural es refrescante y ayuda a mantener el interés en beber más agua durante todo el día.
- Infusiones de frutas y hierbas: Las infusiones frutales y de hierbas son opciones sabrosas y sin azúcar para reemplazar los refrescos y jugos comerciales. Puedes preparar infusiones con frutas frescas como bayas,

naranjas o piña, o con hierbas como menta, manzanilla o jengibre.

- Tés sin azúcar: Los tés sin azúcar, tanto calientes como fríos, son excelentes alternativas para añadir variedad a tu hidratación diaria. Tés como el té verde, té negro, té de hierbas y té de rooibos son opciones populares y saludables.

- Agua de coco: El agua de coco es una bebida natural y refrescante que contiene electrolitos y minerales esenciales. Es una excelente opción para reponer líquidos después de una actividad física intensa.

- Leche sin grasa o baja en grasa: Si prefieres una opción láctea, elige leche sin grasa o baja en grasa. Es una fuente de calcio y proteínas y puede ser disfrutada sola o utilizada en batidos saludables.

- Café y té sin azúcar: Si disfrutas del café o té, opta por tomarlo sin azúcar añadido y evita las bebidas especiales de café que suelen contener jarabes dulces y cremas altas en calorías.

- Agua mineral con gas: Para quienes disfrutan de un poco de efervescencia, el agua mineral con gas es una opción sin calorías y refrescante.

Al elegir alternativas más saludables y sin azúcar, podemos reducir significativamente nuestra ingesta de calorías líquidas vacías y apoyar nuestros esfuerzos de pérdida de peso. Al reemplazar estas bebidas con opciones más naturales y sabrosas, estaremos nutriendo nuestro cuerpo con la hidratación adecuada mientras promovemos un estilo de vida más saludable y equilibrado. Recordemos que cada elección cuenta y que pequeños cambios pueden marcar una gran diferencia en nuestro bienestar general.

En resumen, mantenerse adecuadamente hidratado es esencial para el éxito en la pérdida de peso y la promoción de un estilo de vida saludable. Evitar el consumo excesivo de calorías líquidas, como bebidas azucaradas y alcohólicas, nos ayuda a reducir la ingesta calórica y a mantener un equilibrio energético saludable. Al elegir alternativas más saludables para hidratarnos, podemos apoyar nuestros objetivos de bienestar y pérdida de peso de una manera sostenible y consciente.

Capítulo 4

Importancia del Ejercicio Físico

4.1 Beneficios del ejercicio para la pérdida de peso y la salud en general:

El ejercicio es una herramienta poderosa y multifacética en nuestro viaje hacia la pérdida de peso y la mejora de la salud en general. No solo es una forma efectiva de aumentar el gasto calórico y facilitar la pérdida de peso, sino que también ofrece una serie de beneficios para el bienestar físico y mental. A medida que nos sumergimos en el mundo del ejercicio, descubrimos una danza exquisita entre el movimiento y la transformación, donde cada paso nos lleva hacia una vida más saludable y plena. Algunos beneficios:

4.1.1 Aumento del gasto calórico: El ejercicio físico, ya sea cardiovascular o de resistencia, aumenta el gasto calórico, lo que significa que estamos quemando más calorías de las que consumimos. Esto crea un déficit calórico, que es esencial para la pérdida de peso, ya que el cuerpo recurre a las reservas de grasa para obtener energía.

4.1.2 Mejora del tono muscular: El ejercicio, ayuda a tonificar y fortalecer los músculos. A medida que ganamos masa muscular, nuestro metabolismo se vuelve más eficiente, lo que significa que quemamos más calorías incluso en reposo.

4.1.3 Regulación de los niveles de azúcar en sangre: El ejercicio regular puede mejorar la sensibilidad a la insulina y ayudar a regular los niveles de azúcar en sangre. Esto es especialmente beneficioso para las personas con diabetes tipo 2 y para aquellos que buscan mantener niveles de energía estables a lo largo del día.

4.1.4 Reducción del riesgo de enfermedades crónicas: La actividad física regular se ha asociado con una reducción del riesgo de enfermedades crónicas como enfermedades cardíacas, diabetes, hipertensión arterial y obesidad.

Además, el ejercicio puede mejorar la salud cardiovascular y la función pulmonar, lo que aumenta nuestra esperanza de vida y calidad de vida en general.

4.1.5 Control del estrés y mejora del bienestar mental: El ejercicio libera endorfinas, que son las "hormonas de la felicidad". Estas sustancias químicas naturales actúan como analgésicos naturales y ayudan a reducir el estrés y mejorar nuestro estado de ánimo. El ejercicio regular también puede ayudar a reducir la ansiedad y la depresión.

4.1.6 Mejora de la calidad del sueño: El ejercicio puede ayudar a mejorar la calidad del sueño y reducir los problemas de insomnio. Un buen descanso es fundamental para la recuperación del cuerpo y la regulación de las hormonas del hambre, lo que puede tener un impacto positivo en la pérdida de peso.

4.1.7 Fortalecimiento del sistema inmunológico: La actividad física regular puede fortalecer nuestro sistema inmunológico, lo que nos hace más resistentes a enfermedades e infecciones.

4.1.8 Aumento de la autoestima y la confianza: Lograr metas de ejercicio y experimentar mejoras en la condición física puede aumentar la autoestima y la confianza en uno mismo. Esto nos motiva a seguir adelante y perseverar en nuestro camino hacia la pérdida de peso y la salud en general.

En conclusión, el ejercicio es una piedra angular en el camino hacia la pérdida de peso y la salud en general. Sus numerosos beneficios, que van desde el aumento del gasto calórico y el tono muscular hasta la regulación de los niveles de azúcar en sangre y la mejora del bienestar mental, hacen que sea una herramienta esencial para alcanzar nuestros objetivos de bienestar. Al abrazar el poder del movimiento y hacer del ejercicio una parte integral de nuestro estilo de vida, podemos danzar hacia una vida más saludable, equilibrada y llena de vitalidad.

4.2 Encontrar una actividad física que te guste

Descubrir actividades físicas que disfrutemos es esencial para hacer del ejercicio una experiencia sostenible y divertida a lo largo del tiempo. Al encontrar actividades que nos apasionen, no solo aumentamos la motivación para mantenernos activos, sino que también creamos una conexión más profunda con nuestro cuerpo y bienestar. A continuación, te presento una variedad de opciones para explorar y encontrar la actividad física que mejor se adapte a tus gustos y preferencias:

Caminar: Caminar es una de las actividades más accesibles y beneficiosas para la salud. Puedes caminar al aire libre, en un parque o en la naturaleza, o incluso incorporar caminatas en tu rutina diaria, como caminar al trabajo o subir escaleras en lugar de usar el elevador.

Correr: Si te gusta la sensación de velocidad y libertad, correr puede ser una excelente opción. Puedes correr en la pista, en la calle o en senderos naturales. Participar en carreras o eventos locales también puede ser una forma emocionante de motivarte y conectar con otros corredores.

Nadar: Nadar es una actividad de bajo impacto que ejercita todo el cuerpo. Ya sea en una piscina, laguna o en el mar, la natación es refrescante y relajante, y te ayuda a fortalecer músculos y mejorar la resistencia cardiovascular.

Bailar: El baile es una forma divertida y creativa de ejercitarse. Puedes unirte a clases de baile como salsa, zumba o hoy en día bailes en línea, o simplemente poner música en casa y moverte al ritmo de tus canciones favoritas.

Practicar deportes: Jugar deportes como fútbol, baloncesto, tenis, voleibol, pádel, squash o bádminton puede ser una forma emocionante de ejercitarse mientras te diviertes con amigos o en equipos locales.

Yoga: El yoga combina movimientos suaves con ejercicios de respiración y meditación, lo que lo convierte en una actividad física y mentalmente rejuvenecedora. Puedes unirte a clases en estudio o seguir sesiones en línea desde la comodidad de tu hogar.

Ciclismo: Montar en bicicleta es una excelente manera de ejercitar las piernas y explorar nuevos lugares al mismo tiempo. Puedes hacer ciclismo en la ciudad, en senderos o incluso participar en paseos en grupo.

Escalar: La escalada es una actividad desafiante y gratificante para fortalecer los músculos y mejorar la coordinación. Tanto la escalada en interiores como en exteriores ofrecen oportunidades para descubrir nuevos desafíos y superar tus límites.

Clases de fitness: Las clases de fitness, como aeróbicos, spinning, pilates o Funtional Trainning, pueden ser una opción motivadora y estructurada para mantenerse activo y disfrutar de la compañía de otros entusiastas del ejercicio.

Juegos al aire libre: Jugar al frisbee, a la pelota, saltar la cuerda o patinar son opciones divertidas que nos hacen sentir como niños nuevamente mientras nos mantenemos en movimiento.

La clave para encontrar la actividad física adecuada es explorar diferentes opciones y estar abierto a probar cosas nuevas. Recuerda que el ejercicio no tiene que ser monótono o abrumador; es una oportunidad para conectarte con tu cuerpo, liberar estrés y divertirte. Escucha a tu cuerpo y encuentra actividades que te hagan sentir bien y que te den ganas de volver a hacerlo. ¡Deja que el ejercicio sea una aventura emocionante en tu camino hacia una vida más activa y saludable!

4.3 Creando un programa de ejercicio efectivo y realista:

Diseñar un programa de ejercicio adaptado a las necesidades y objetivos de cada persona es fundamental para garantizar resultados sostenibles y evitar lesiones. La consistencia y la progresión gradual son pilares clave para mantener la motivación y alcanzar el éxito en la mejora de la condición física. Aquí hay algunas pautas para crear un programa de ejercicio efectivo y realista:

4.3.1 Establecer objetivos claros: Antes de comenzar, define tus objetivos de forma específica y realista. Pueden ser perder peso, mejorar la resistencia cardiovascular, aumentar la fuerza muscular o simplemente llevar un estilo de vida más activo. Tener metas claras te ayudará a diseñar un programa adecuado para alcanzarlas.

4.3.2 Evaluar tu nivel de condición física: Es importante conocer tu punto de partida en términos de condición física. Realiza una evaluación básica que incluya medir tu peso, talla, frecuencia cardíaca en reposo y realizar pruebas de fuerza, flexibilidad y resistencia de ser posible.

4.3.3 Escoger actividades que disfrutes: La clave para mantener la consistencia en el ejercicio es elegir actividades que te diviertan y te motiven. Si te gusta bailar, elige clases de baile; si prefieres el aire libre, opta por caminar, correr o andar en bicicleta.

4.3.4 Incluir una variedad de ejercicios: Un programa de ejercicio completo debe incluir ejercicios cardiovasculares, entrenamiento de fuerza y ejercicios de flexibilidad. La combinación de estas actividades mejora la condición física general y reduce el riesgo de lesiones.

4.3.5 Programar sesiones regulares: Establece un horario semanal para tus sesiones de ejercicio. La consistencia es esencial para obtener resultados significativos. Empieza con tres a cinco días a la semana y aumenta gradualmente la duración e intensidad. Un ejemplo para una persona que trabaja a tiempo completo y tiene responsabilidades familiares, un programa de ejercicio efectivo y realista podría incluir hacer ejercicio durante el almuerzo en el lugar de trabajo, realizar entrenamientos de 20-30 minutos en casa después del trabajo y reservar los fines de semana para actividades físicas más intensas, como correr o practicar deportes con amigos o familiares.

4.3.6 Progresar gradualmente: Evita aumentar la intensidad o la duración del ejercicio de manera drástica. La progresión gradual permite que tu cuerpo se adapte y reduce el riesgo de lesiones. Incrementa el tiempo, la intensidad o la dificultad de los ejercicios de manera constante pero moderada.

4.3.7 Escuchar a tu cuerpo: Presta atención a las señales de tu cuerpo durante el ejercicio. Si sientes dolor, fatiga extrema o malestar, tómate un descanso o modifica la intensidad del ejercicio. Escuchar a tu cuerpo te ayuda a evitar lesiones y a mantener la motivación a largo plazo.

4.3.8 Incluir tiempo de recuperación: El descanso es esencial para la recuperación muscular y la prevención del agotamiento. Planifica días de descanso activo o de actividad física de baja intensidad para permitir que tu cuerpo se recupere y repare.

4.3.9 Mantener un registro: Lleva un registro de tu progreso y logros. Anota tus sesiones de ejercicio, el tiempo, la intensidad y cómo te sientes. Ver tu progreso te motivará a seguir adelante y te permitirá ajustar el programa según sea necesario.

Y por último como consejo, consulta con un profesional sobretodo si tienes alguna condición médica o estás comenzando un programa de ejercicio después de un período de inactividad prolongado. Es recomendable consultar con un profesional de la salud o un entrenador certificado para obtener orientación personalizada y segura.

Aquí te doy una idea general de un plan de entrenamiento que puedes realizar durante 6 a 8 semanas solo si eres una persona 100% sana, sin ningún tipo de problema articular o cardio – pulmonar. Recomiendo que inicies de menos a más y siempre de acuerdo a tu capacidad. Si puedes dar más, dale. Si sientes alguna molestia o dolor es mejor que detengas. Entonces:

Día 1: Cardio Explosivo y Fuerza Corporal

- Saltos de Tijera - 3 series de 20 repeticiones
- Sentadillas - 4 series de 15 repeticiones
- Flexiones de Tríceps - 3 series de 12 repeticiones

- Plancha - Mantén durante 30-45 segundos (3 series)
- Burpees - 3 series de 10 repeticiones

Día 2: Entrenamiento de Alta Intensidad (HIIT)

Realiza cada ejercicio durante 30 segundos, descansa 15 segundos entre ejercicios. Completa 3-4 rondas.

- Saltos en Cuclillas
- Semicírculos en pronación
- Mountain Climbers
- Plancha en posición de Lagartijas
- Burpees

Día 3: Entrenamiento de Cuerpo Completo

- Zancadas Alternas - 3 series de 12 repeticiones por pierna
- Flexiones de Pecho c/rodillas apoyadas - 3 series de 10 repeticiones
- Elevaciones Laterales - 3 series de 15 repeticiones
- Plancha con Rotación - 3 series de 10 repeticiones por lado
- Sentadillas con Salto - 3 series de 15 repeticiones

Día 4: Entrenamiento de Resistencia

Realiza cada ejercicio durante 45 segundos, descansa 15 segundos entre ejercicios. Completa 3 rondas.

- Montañistas
- Jumping Jacks
- Plancha con Elevación de Brazo
- Remo con Botella de agua o mancuerna
- Sentadillas Sumo con peso o mancuerna

Día 5: Cardio y Estiramientos

- Correr en el Lugar - 3 minutos
- Skipping en el Lugar - 2 minutos
- Saltar la Cuerda - 1 minuto y repetir todo 3 a 4 veces
- Estiramientos de Cuerpo Completo - 10-15 minutos

Consejos Importantes:

- Calentamiento: Realiza 5-10 minutos de calentamiento antes de cada sesión para preparar tu organismo.
- Hidratación: Bebe agua antes, durante y después del entrenamiento.
- Forma Correcta: Asegúrate de realizar cada ejercicio con la forma adecuada para evitar lesiones. Puedes buscar info de cada ejercicio en cualquier buscador de internet.
- Descanso: Descansa de 1 a 2 minutos entre series y ejercicios. Si estas empezando a entrenar o nunca habías

entrenado antes, asegúrate de sentirte recuperado antes de iniciar la siguiente ronda.

- Progresión: A medida que te vuelvas más fuerte, aumenta la intensidad y el tiempo de ejercicio.

En esto, la consistencia es clave. Realiza esta rutina de 4 a 5 días a la semana y combínala con una alimentación equilibrada y saludable para obtener los mejores resultados en tu viaje hacia la pérdida de peso y la quema de grasa. Puedes realizar dos entrenamientos y descansar un día, es decir, Día 1 lunes, día 2 el martes, el miércoles una caminata al aire libre como un descanso activo, día 3 el jueves, día 4 el viernes, día 5 el sábado y el domingo descanso total.

Recuerda que cada persona es única, y un programa de ejercicio efectivo debe adaptarse a tus necesidades y objetivos individuales. Como te dije, la clave para el éxito es la consistencia, la progresión gradual y disfrutar del proceso. Al mantener una mentalidad positiva y abrazar el placer de mover tu cuerpo, estarás en camino hacia una vida más activa, saludable y llena de bienestar. ¡Disfruta del viaje y celebra cada logro en tu camino hacia una mejor versión de ti mismo/a!

4.4 La importancia del entrenamiento de fuerza:

El entrenamiento de fuerza es una herramienta esencial y a menudo subestimada en el proceso de pérdida de peso. Aunque tradicionalmente se asocia con el desarrollo de músculos grandes, el levantamiento de pesas ofrece una serie de beneficios para mejorar la composición corporal y facilitar la pérdida de grasa. Desmitificar los conceptos erróneos sobre el entrenamiento de fuerza es crucial para que cualquier persona pueda aprovechar al máximo este tipo de ejercicio y obtener resultados significativos en su viaje hacia la pérdida de peso.

4.4.1 Aumento del metabolismo basal:

El entrenamiento de fuerza es una forma efectiva de aumentar la masa muscular magra en el cuerpo. A medida que aumentamos nuestra masa muscular, nuestro metabolismo basal también se incrementa, lo que significa que quemamos más calorías incluso en reposo. Esto puede ser especialmente beneficioso para quienes buscan perder peso, ya que el cuerpo se vuelve más eficiente en la quema de calorías.

4.4.2 Quema de calorías durante y después del ejercicio:

Si bien el entrenamiento de fuerza puede no quemar tantas calorías durante la sesión como una actividad cardiovascular intensa, sigue siendo una excelente manera de quemar calorías. Además, el efecto de postcombustión, también conocido como Exceso de Consumo de Oxígeno Post-Ejercicio (EPOC), en el mundo del deporte, hace que nuestro cuerpo siga quemando calorías incluso después de que terminamos el entrenamiento.

4.4.3 Cambio en la composición corporal:

Aunque el peso en la balanza puede no cambiar significativamente en las primeras etapas del entrenamiento de fuerza, es posible que notes una reducción en el tamaño y volumen corporal. Esto se debe a que el músculo es más denso que la grasa, lo que significa que ocupa menos espacio. Con el tiempo, esto puede conducir a una mejora en la composición corporal y una reducción en la grasa corporal.

4.4.4 Mejora de la salud ósea y articular:

El entrenamiento de fuerza puede ayudar a fortalecer no solamente los músculos evitando la sarcopenia (que es la pérdida de masa muscular) si no también los huesos y las articulaciones, lo que es especialmente importante a medida que envejecemos. El levantamiento de pesas puede ayudar a prevenir la pérdida ósea y mejorar la densidad mineral ósea.

4.4.5 Reducción del riesgo de lesiones:

Contrariamente a la creencia común, el entrenamiento de fuerza bien realizado bajo la supervisión adecuada puede ayudar a prevenir lesiones y mejorar la estabilidad y el equilibrio. Fortalecer los músculos y las estructuras articulares puede proteger el cuerpo de lesiones y mejorar la función diaria.

4.4.6 Adaptabilidad para todas las edades y niveles de condición física:

El entrenamiento de fuerza puede adaptarse para cualquier persona, independientemente de su edad o nivel de condición física.

Los ejercicios de fuerza se pueden modificar para que sean apropiados para principiantes, personas mayores o aquellos que se están recuperando de una lesión.

4.4.7 Desmitificando los mitos sobre el levantamiento de pesas:

4.4.7.1 Mito 1: "Levantar pesas me hará lucir 'voluminos@' o demasiado musculos@": La realidad es que para desarrollar un físico muy musculoso se requiere un enfoque específico y dedicado, que incluye nutrición y entrenamiento específicos. El entrenamiento de fuerza puede mejorar la tonificación muscular y la definición sin necesariamente aumentar el tamaño en exceso.

4.4.7.2 Mito 2: "El entrenamiento de fuerza es solo para hombres": Absolutamente falso. El entrenamiento de fuerza es beneficioso tanto para hombres como para mujeres. Las mujeres no tienen la cantidad de testosterona necesaria para desarrollar músculos masivos fácilmente, por lo que es poco probable que se vuelvan "voluminosas" por levantar pesas.

4.4.7.3 Mito 3: "El entrenamiento de fuerza es peligroso o daña las articulaciones": Cuando se realiza correctamente, el entrenamiento de fuerza es seguro y beneficioso para la salud articular y ósea. Es importante aprender la técnica adecuada y comenzar con cargas y ejercicios apropiados para evitar lesiones.

Por tanto, Incorporar el entrenamiento de fuerza en el programa de ejercicio puede incluir levantar pesas en el gimnasio, realizar ejercicios de peso corporal como flexiones y sentadillas en casa o unirse a clases de entrenamiento de fuerza en grupo. A medida que se desarrollan los músculos, el metabolismo se acelera, lo que puede ayudar a quemar más calorías incluso en reposo y mejorar la composición corporal.

En resumen, el entrenamiento de fuerza es una herramienta valiosa en el viaje hacia la pérdida de peso y la mejora de la salud. A través de una combinación de ejercicios de resistencia, una progresión gradual y la consistencia, cualquier persona puede beneficiarse de esta forma de ejercicio y disfrutar de sus resultados positivos en el bienestar general. Al desterrar los mitos y estigmas asociados con el levantamiento de pesas, podemos abrirnos a una nueva dimensión de la actividad física que nos ayuda a alcanzar nuestros objetivos de pérdida de peso y a mejorar nuestra calidad de vida.

4.4.8 La importancia del "Cardio"

El cardio, también conocido como entrenamiento cardiovascular, es una forma de ejercicio que involucra actividades físicas que aumentan la frecuencia cardíaca y mejoran la capacidad cardiovascular y respiratoria. Este tipo de ejercicio es especialmente efectivo para promover la pérdida de peso y mejorar la salud en general. A continuación, explicaremos cómo el cardio contribuye a la pérdida de peso:

4.4.8.1 Quema de calorías: El entrenamiento cardiovascular es una forma efectiva de quemar calorías. Durante el ejercicio aeróbico, el cuerpo utiliza principalmente grasa y carbohidratos almacenados como fuente de energía. A medida que la intensidad del ejercicio aumenta, la cantidad de calorías quemadas también aumenta, lo que crea un déficit calórico necesario para la pérdida de peso.

4.4.8.2 Aumento del metabolismo: El cardio puede elevar temporalmente el metabolismo basal, lo que significa que el cuerpo sigue quemando calorías incluso después de que hayas terminado el ejercicio. Este efecto, conocido como el Exceso de Consumo de Oxígeno Post-Ejercicio (EPOC) como lo mencionamos anteriormente, contribuye a la quema adicional de calorías y puede prolongarse durante varias horas después de la actividad física.

4.4.8.3 Pérdida de grasa corporal: El entrenamiento cardiovascular se enfoca en quemar grasa almacenada en el cuerpo. A medida que el cuerpo utiliza la grasa como fuente de energía, las reservas de grasa disminuyen, lo que se traduce en una reducción del tejido adiposo y la pérdida de grasa corporal.

4.4.8.4 Mejora de la sensibilidad a la insulina: El ejercicio cardiovascular regular puede mejorar la sensibilidad a la insulina, lo que significa que el cuerpo utiliza mejor la glucosa en sangre. Esto es beneficioso para la regulación de los niveles de azúcar en sangre y puede ayudar a prevenir el almacenamiento excesivo de grasa.

4.4.8.5 Reducción del estrés: El cardio libera endorfinas, que son hormonas que generan una sensación de bienestar y reducen el estrés. El manejo del estrés es importante para muchas personas, ya que el estrés crónico puede contribuir al aumento de peso debido a la producción de hormonas como el cortisol, que pueden estimular el apetito y favorecer el almacenamiento de grasa abdominal.

4.4.8.6 Aumento de la resistencia y la energía: A medida que el cuerpo se adapta al entrenamiento cardiovascular, la resistencia y la capacidad cardiovascular mejoran. Esto puede llevar a una mayor eficiencia en la realización de actividades diarias y permite que te sientas más activo y enérgico durante el día.

Para lograr la pérdida de peso de manera efectiva con el cardio, es importante seguir algunas pautas:

4.4.8.6.1 Establecer una rutina regular: Realizar entrenamientos cardiovasculares de forma consistente es clave para ver resultados. Intenta programar al menos 150 minutos de ejercicio aeróbico moderado o 75 minutos de ejercicio aeróbico vigoroso por semana.

4.4.8.6.2 Variedad en el ejercicio: Incluir una variedad de actividades cardiovasculares en tu rutina puede ayudar a mantener el interés y desafiar diferentes grupos musculares. Puedes elegir entre correr, caminar rápido, nadar, andar en bicicleta, bailar, entre otros.

4.4.8.6.3 Progresión gradual: A medida que te sientas más cómodo con el ejercicio cardiovascular, puedes aumentar gradualmente la intensidad o la duración de los entrenamientos para continuar desafiando tu cuerpo y quemando más calorías.

4.4.8.6.4 Combinar con una dieta equilibrada: El ejercicio cardiovascular es una parte importante del proceso de pérdida de peso, pero también es importante combinarlo con una dieta equilibrada y nutritiva para crear un déficit calórico adecuado.

En resumen, el cardio es una herramienta poderosa para promover la pérdida de peso y mejorar la salud en general. Con un enfoque consistente y progresivo, el entrenamiento cardiovascular puede ayudarte a alcanzar tus objetivos de pérdida de peso y a sentirte más fuerte, enérgico y saludable en el proceso sin olvidar los trabajos de fuerza y musculación.

Capítulo 5

Manejo del Estrés y del Sueño

5.1 Los Intrincados Hilos que Tejen la Relación entre el Estrés y el Sobrepeso

En el complejo tapiz de la vida moderna, el estrés emerge como un enigma inquietante, tejido en los rincones más profundos de nuestro ser. Este capítulo nos invita a desentrañar los misteriosos hilos que conectan el estrés con el aumento de peso, revelando cómo una danza hormonal desencadenada por el estrés crónico puede conspirar en contra de nuestros esfuerzos por alcanzar un peso saludable.

En el centro de esta intrincada trama, se alza la hormona cortisol, una poderosa actriz que toma el escenario ante el estrés. Cuando nos enfrentamos a situaciones de tensión, el cortisol se eleva, preparando a nuestro cuerpo para la lucha o la huida, una respuesta invaluable que una vez nos salvó en tiempos ancestrales. Sin embargo, en el trajín acelerado del mundo moderno, el estrés crónico y las preocupaciones constantes se han convertido en un telón de fondo omnipresente, desencadenando una tormenta hormonal que afecta directamente nuestro peso corporal.

Como un titiritero astuto, el cortisol manipula nuestro apetito, incitándonos a buscar refugio en alimentos ricos en calorías y carbohidratos, una táctica ancestral para almacenar energía y sobrevivir en momentos de escasez. Pero en el contexto actual, donde la abundancia de alimentos calóricos es la norma, esta respuesta evolutiva puede convertirse en un enemigo sigiloso en nuestra lucha por alcanzar un peso saludable.

Con una maestría teatral, el cortisol también dirige el guion de nuestro metabolismo. Cuando sus niveles se elevan, el cuerpo redirige la energía para almacenar grasa, particularmente en el área abdominal, como un mecanismo de protección para enfrentar tiempos difíciles. Este escenario desafía nuestros esfuerzos por reducir el exceso de peso y nos deja en una batalla desalentadora contra la báscula.

Pero hay esperanza entre los recovecos de esta compleja relación. La manera en que enfrentamos el estrés puede transformar radicalmente el desenlace de esta trama hormonal. Aprender a lidiar con el estrés de manera saludable, es como añadir un toque de magia al escenario.

El autocuidado emerge como una llave dorada que puede abrir las puertas hacia el bienestar y el éxito en la pérdida de peso. Prácticas como la meditación y la relajación, actúan como un suave bálsamo para nuestros cuerpos y mentes, reduciendo los niveles de cortisol y calmando la tormenta hormonal.

El ejercicio, una danza sagrada entre cuerpo y mente, se erige como un poderoso aliado. No solo libera endorfinas que elevan nuestro estado de ánimo y reducen el estrés, sino que también aumenta el metabolismo, ayudándonos a quemar calorías y a enfrentar el aumento del apetito causado por el estrés.

La alimentación consciente, una delicada sinfonía entre nutrición y sabiduría interna, nos permite tomar decisiones saludables frente al estrés, evitando recurrir a la comida como consuelo emocional y encontrando un balance armonioso entre la nutrición y el placer.

En este fascinante capítulo, desvelamos los hilos que conectan el estrés con el aumento de peso y desafían nuestra lucha por una vida saludable. Pero en medio de la complejidad, encontramos el poder de enfrentar el estrés de manera saludable, una herramienta esencial para desenmarañar los hilos y tejer una nueva historia de bienestar y plenitud. En este relato, la pérdida de peso se convierte en una consecuencia natural de la paz interior y el amor propio, una danza cautivadora que nos invita a ser los protagonistas de nuestro propio destino saludable. En este fascinante viaje, descubrimos que el estrés puede ser una oportunidad para crecer, sanar y alcanzar el equilibrio, un viaje de autodescubrimiento que revela el poder de enfrentar los desafíos de la vida con valentía y sabiduría.

5.2 Estrategias para reducir el estrés y la ansiedad:

En este capítulo crucial, en el que el estrés y la ansiedad se entrelazan con la pérdida de peso, se revelan estrategias para reducir la carga de este enemigo invisible y encontrar un equilibrio esencial para nuestra salud física y emocional. Aquí, te presento algunas estrategias poderosas (como comentamos en el apartado anterior) para enfrentar el estrés y la ansiedad de manera efectiva:

5.2.1 Práctica de la meditación y la atención plena: Estas prácticas ancestrales nos invitan a enfocar nuestra mente en el presente, liberándola del peso de preocupaciones pasadas o futuras. Dedica unos minutos al día para meditar, concentrándote en la respiración y observando tus pensamientos sin juzgarlos. La meditación y la atención plena pueden calmar el sistema nervioso, reducir los niveles de cortisol y aumentar la sensación de paz interior. Inténtalo

5.2.2 Ejercicio regular: La actividad física es una de las herramientas más poderosas para reducir el estrés y la ansiedad. El ejercicio libera las famosas "hormonas de la felicidad", que mejoran el estado de ánimo y reducen los niveles de estrés. Encuentra una actividad física que te guste y disfruta del impulso de bienestar que proporciona.

5.2.3 Yoga: El yoga es una práctica holística que combina movimiento, respiración y meditación. La práctica regular de yoga puede disminuir el estrés, mejorar la flexibilidad y la fuerza, y ayudar a calmar la mente.

5.2.4 Conexión social: Mantener conexiones significativas con amigos, familiares o grupos sociales puede ser un bálsamo para el estrés. Compartir tus sentimientos y preocupaciones con otros puede aliviar la carga emocional y proporcionar apoyo emocional.

5.2.5 Tiempo en la naturaleza: Estar en contacto con la naturaleza puede ser profundamente sanador y reducir el estrés. Dedica tiempo para dar un paseo al aire libre, disfrutar de un parque o pasar tiempo en un entorno natural que te inspire tranquilidad.

5.2.6 Establecer límites: Aprende a decir "no" cuando sea necesario y a establecer límites saludables en tus relaciones y responsabilidades. Es necesario cuidar de uno mismo antes de cuidar de los demás.

5.2.7 Descanso adecuado: El sueño juega un papel crucial en nuestra capacidad para manejar el estrés. Asegúrate de dormir lo suficiente y establecer una rutina de sueño regular para mejorar tu bienestar emocional.

5.2.8 Practicar el autocuidado: Haz espacio para actividades que te brinden alegría y relajación, como leer un libro, escuchar música, tomar un baño relajante o disfrutar de un pasatiempo que te apasione.

5.2.9 Terapia y apoyo profesional: Si sientes que el estrés y la ansiedad son abrumadores, no dudes en buscar apoyo profesional. La terapia puede ser una herramienta valiosa para aprender a manejar el estrés y desarrollar estrategias de afrontamiento saludables.

5.2.10 Respiración profunda y técnica de relajación: Aprende técnicas de respiración profunda y relajación que te ayuden a reducir el estrés en momentos de tensión. La respiración consciente puede calmar el sistema nervioso y proporcionar una sensación inmediata de calma. Por ejemplo si te sientes estresad@ en el trabajo puedes probar técnicas de relajación durante el día, como respirar profundamente durante unos minutos o dar un paseo corto fuera de la oficina para despejar la mente. También puedes mantener un diario de gratitud y anotar tres cosas positivas que hayas experimentado cada día para enfocarte en lo positivo y reducir el estrés.

Recuerda que cada individuo es único, por lo que es importante experimentar y descubrir qué estrategias funcionan mejor para ti en la reducción del estrés y la ansiedad. Con la práctica y la paciencia, puedes tejer una vida más equilibrada y saludable, liberándote de las cadenas del estrés para que puedas desplegar tus alas y volar hacia un bienestar renovado. En este fascinante capítulo, descubrimos que el poder de enfrentar el estrés con compasión y sabiduría nos lleva a un destino de autodescubrimiento y crecimiento, donde la paz interior y la pérdida de peso (si se quiere) caminan juntas, de la mano.

En esta travesía, entonces, abrazamos la valentía para soltar lo que nos pesa y abrimos nuestras manos para recibir la gracia de una vida plena y armoniosa. ¡Descubre el arte de enfrentar el estrés con gracia y disfruta de una vida llena de bienestar y serenidad!

5.3 Importancia del sueño para la pérdida de peso y el bienestar

En el telar de la vida, el sueño se yergue como un hilo esencial, tejiendo una trama crucial para nuestro bienestar y la búsqueda de la pérdida de peso. En este apartado, comentaremos la importancia del sueño para el funcionamiento óptimo del cuerpo y cómo su calidad influye en nuestros esfuerzos por alcanzar un peso saludable y una vida plena.

El sueño es un acto sagrado de descanso y renovación para el cuerpo y la mente. Durante estas horas de reposo, el cuerpo se dedica a sanar, reparar tejidos, consolidar recuerdos y regular hormonas esenciales. Sin embargo, en la agitación de la vida moderna, el sueño de calidad a menudo se desvanece entre las sombras, afectando profundamente nuestra salud y bienestar.

Un sueño reparador es una pieza clave en el rompecabezas de la pérdida de peso. Cuando descansamos adecuadamente, nuestro cuerpo equilibra las hormonas relacionadas con el apetito, como la grelina y la leptina. La grelina, apodada la "hormona del hambre", aumenta cuando no dormimos lo suficiente, lo que nos lleva a sentirnos más hambrientos y anhelar alimentos ricos en calorías y azúcar. Por otro lado, la leptina, conocida como la "hormona de la saciedad", disminuye con la falta de sueño, lo que nos hace sentir menos satisfechos después de comer.

Además, la falta de sueño puede desencadenar un desequilibrio en la regulación del azúcar en sangre y la resistencia a la insulina, lo que puede llevar a un mayor almacenamiento de grasa en el cuerpo y dificultar la pérdida de peso.

La calidad del sueño también influye en nuestra capacidad para tomar decisiones saludables. Cuando estamos privados de sueño, nuestra corteza prefrontal, la región del cerebro responsable del autocontrol y la toma de decisiones, se ve afectada negativamente. Esto puede llevarnos a tomar decisiones impulsivas y poco saludables, como recurrir a alimentos reconfortantes o evitar el ejercicio físico.

Para mejorar la calidad del sueño y apuntalar nuestros esfuerzos en la pérdida de peso, aquí tienes algunas ideas que espero puedas tomar como consejos valiosos:

5.3.1 Establece una rutina de sueño: Intenta acostarte y levantarte a la misma hora todos los días, incluso los fines de semana. Esta rutina ayuda a regular el reloj interno del cuerpo y mejorar la calidad del sueño.

5.3.2 Crea un ambiente propicio para dormir: Mantén tu dormitorio oscuro, tranquilo y fresco. Asegúrate de que tu colchón y almohadas sean cómodos y adecuados para tu cuerpo.

5.3.3 Evita la cafeína y la tecnología antes de dormir: Evita el consumo de cafeína varias horas antes de acostarte y desconéctate de dispositivos electrónicos al menos una hora antes de dormir. La luz azul de los dispositivos electrónicos puede alterar la producción de melatonina, la hormona del sueño.

5.3.4 Practica la relajación antes de dormir: Realiza actividades relajantes antes de acostarte, como leer un libro, tomar un baño tibio o practicar la meditación. Estas prácticas pueden ayudar a calmar la mente y preparar el cuerpo para el sueño.

5.3.5 Limita las siestas durante el día: Si bien las siestas pueden ser beneficiosas, especialmente si estás privado de sueño, trata de limitarlas a 20-30 minutos y evita tomar siestas largas cerca de la hora de acostarte.

5.3.6 Mantén un estilo de vida activo: El ejercicio regular puede mejorar la calidad del sueño. Intenta incorporar actividad física en tu rutina diaria, pero evita hacer ejercicio intenso cerca de la hora de dormir.

Hemos navegado en los secretos que yacen detrás de una noche de sueño reparador y cómo su ausencia puede entrelazarse con nuestros esfuerzos de pérdida de peso. Al abrazar la importancia del sueño para el bienestar y la pérdida de peso, descubrimos una pieza crucial en el rompecabezas de la vida saludable. En este tejido de sueños y esperanzas, nos adentramos en una travesía hacia el equilibrio y la armonía, un lugar donde la pérdida de peso se convierte en una consecuencia natural del amor y el cuidado que ofrecemos a nuestro cuerpo y alma. Así, en la mágica sinfonía del sueño, desvelamos la clave para una vida plena y saludable. ¡Descubre el poder de un sueño reparador y siembra las semillas de bienestar que florecerán en una vida llena de vitalidad y serenidad!

Capítulo 6

Romper Malos Hábitos Alimenticios

6.1 Identificar y superar los hábitos alimenticios no saludables:

En este complejo ítem, nos adentramos en la psicología de los hábitos alimenticios poco saludables y comentaremos estrategias poderosas para transformar nuestra relación con la comida. Desde el comer en exceso hasta recurrir a alimentos poco nutritivos como consuelo emocional, exploraremos cómo identificar estos hábitos y cómo reemplazarlos con comportamientos más saludables.

6.1.1 Reconociendo los Hábitos Alimenticios Poco Saludables:

Comer en exceso: Presta atención a tus patrones de alimentación y reconoce si tiendes a comer más allá de lo que realmente necesitas para saciar el hambre. Observa si comes en exceso en ciertas situaciones, como en eventos sociales, cuando te sientes abrumado o como respuesta al estrés.

Comer emocionalmente: Observa si recurrir a la comida para calmar emociones negativas o como una forma de lidiar con el estrés se ha convertido en un hábito. Identifica los desencadenantes emocionales que te llevan a comer emocionalmente y cómo te sientes después de hacerlo.

Consumo de alimentos poco nutritivos: Reflexiona sobre tus elecciones alimenticias diarias y evalúa si tu dieta consiste principalmente en alimentos altos en calorías, grasas saturadas y azúcares refinados, y bajos en nutrientes esenciales.

6.1.2 Estrategias para Abordar Hábitos Alimenticios Poco Saludables:

6.1.2.1 Práctica de la alimentación consciente: Aprende a sintonizar con las señales de hambre y saciedad de tu cuerpo. Come lentamente y saborea cada bocado, prestando atención a cómo te sientes mientras comes. Esto te ayudará a evitar comer en exceso y a desarrollar una relación más consciente con la comida.

6.1.2.2 Identificar desencadenantes emocionales: Reconoce los desencadenantes emocionales que te llevan a comer emocionalmente. En lugar de recurrir automáticamente a la comida, busca otras formas de lidiar con tus emociones, como practicar la meditación, realizar actividades creativas o hablar con un amigo cercano.

6.1.2.3 Abordar el estrés de manera saludable: Desarrolla estrategias para manejar el estrés de manera saludable, como practicar el yoga, hacer ejercicio, meditar o dedicar tiempo a actividades que te brinden alegría y relajación.

6.1.2.4 Planificación de comidas nutritivas: Diseña un plan de comidas que incluya una variedad de alimentos nutritivos, como frutas, verduras, proteínas magras y granos enteros. Preparar tus comidas con anticipación te ayudará a evitar decisiones impulsivas poco saludables.

6.1.2.5 Buscar apoyo: Comparte tus objetivos de hábitos alimenticios más saludables con amigos, familiares, gente que realmente te apoye y no intente sabotear tu proceso o un profesional de la salud. Contar con un sistema de apoyo puede ser fundamental para mantener el rumbo y recibir aliento en el camino.

6.1.2.6 Permitirse indulgencias moderadas: No se trata de eliminar por completo los alimentos que disfrutas, sino de aprender a disfrutarlos con moderación. Aprende a distinguir entre un antojo ocasional y una indulgencia habitual poco saludable.

6.1.3 Cultivando una Nueva Relación con la Comida:

6.1.3.1 Sé amable contigo mismo: Abrazar una relación saludable con la comida implica practicar la compasión y la paciencia contigo mismo. Reconoce que todos tenemos días buenos y días difíciles, y que cada paso hacia hábitos más saludables es valioso.

6.1.3.2 Celebrar los logros: Celebra tus logros, como ya hemos comentado incluso los pequeños avances hacia hábitos alimenticios más saludables. Reconocer tus esfuerzos te motivará a seguir adelante en tu camino hacia una relación más saludable con la comida.

OK, hemos mencionado la psicología de los hábitos alimenticios poco saludables (con el respeto de los profesionales de la Psicología) y descubierto algunas estrategias para cultivar una relación más consciente y nutritiva con la comida.

En esta travesía hacia una alimentación más saludable, abrimos nuestros corazones a la compasión y la autocomprensión, y tejemos una nueva narrativa de bienestar y equilibrio. Descubre la maravilla de una relación amorosa con la comida, donde la nutrición y el placer bailan en armonía, y donde cada elección alimenticia es un acto de amor propio y autocuidado. ¡Sumérgete en esta sinfonía de sabores y descubre el arte de alimentar no solo nuestro cuerpo, sino también nuestra alma!

6.2 Cómo manejar los antojos y la alimentación emocional:

Conversando con especialistas, exploramos los senderos escondidos de los antojos y la alimentación emocional, y descubrimos técnicas poderosas para enfrentarlos de manera positiva, sin sabotear nuestros esfuerzos de pérdida de peso. En esta travesía, aprenderemos a entender los antojos como señales valiosas y a abrazar la alimentación emocional con compasión y sabiduría. Entender y manejar los antojos y la alimentación emocional es esencial para cultivar una relación saludable con la comida y alcanzar los objetivos de bienestar y pérdida de peso.

6.2.1 Reconocer los Antojos y la Alimentación Emocional:

6.2.1.1 Autoconciencia: Desarrolla la capacidad de reconocer cuándo estás experimentando un antojo físico legítimo y cuándo es una respuesta emocional a una situación o estado de ánimo particular.

6.2.1.2 Distinguir entre hambre física y emocional: Antes de comer, pregúntate si estás comiendo por hambre real o para llenar un vacío emocional. Si no estás seguro, toma un breve descanso y sintoniza con tu cuerpo para identificar tus necesidades reales. Hazlo mediante la toma de consciencia en tu respiración al menos por un par de minutos.

6.2.1.3 Practicar la Alimentación Consciente:

Que no nos cansemos de recordar…Come lentamente y saborea cada bocado: Presta atención plena a la experiencia de comer. Disfruta de los sabores, texturas y aromas de los alimentos. Comer lentamente te ayudará a conectarte con las señales de saciedad del cuerpo y evitar comer en exceso.

6.2.1.4 Escucha las señales de tu cuerpo: Aprende a escuchar las señales de hambre y saciedad que te da tu cuerpo. Detente de comer cuando te sientas satisfecho, incluso si aún queda comida en el plato.

6.2.2 Manejar las Emociones sin Recurrir a la Comida:

6.2.2.1 Buscar otras formas de liberar tensiones emocionales: Practica actividades que te ayuden a liberar el estrés y las emociones, como el ejercicio, la meditación, la escritura, el arte o el baile.

6.2.2.2 Crea una lista de actividades alternativas: Haz una lista de actividades que te reconforten emocionalmente sin recurrir a la comida, como hablar con un amigo, dar un paseo al aire libre, tomar una taza de té caliente o practicar la respiración profunda.

6.2.3 Permite las Indulgencias Moderadas:

No te prives por completo: Prohibirte ciertos alimentos puede aumentar los antojos. En lugar de ello, permite indulgencias moderadas de tus alimentos favoritos de vez en cuando, disfrutándolos con conciencia y sin culpa.

6.2.4 Manejar los Desencadenantes Emocionales:

6.2.4.1 Identificar los desencadenantes: Reconoce los eventos o situaciones que desencadenan tus antojos emocionales. Pueden ser situaciones estresantes, emociones intensas o eventos sociales.

6.2.4.2 Desarrollar estrategias de afrontamiento: Una vez que hayas identificado tus desencadenantes, busca formas saludables de lidiar con ellos. Puedes hacer ejercicio, hablar con un ser querido, escribir en un diario o practicar técnicas de relajación.

Al implementar estas técnicas, podrás enfrentar de manera positiva los antojos y las emociones que afectan tus elecciones alimenticias y, a su vez, lograr una pérdida de peso exitosa sin comprometer tu bienestar emocional. A través de la alimentación consciente y el manejo saludable de las emociones, descubrirás el poder de una relación equilibrada con la comida y te embarcarás en un viaje hacia un bienestar integral y duradero.

6.3 La importancia de la autocompasión y la paciencia:

Es fundamental comprender que nadie es perfecto o que somos perfectos con nuestras imperfecciones y que los deslizamientos ocasionales son una parte natural del proceso hacia una pérdida de peso exitosa y duradera. A lo largo de esta travesía, es probable que te encuentres con obstáculos, tentaciones y momentos en los que puedas desviarte de tus objetivos. Sin embargo, es importante recordar que estos deslizamientos son normales y no deben ser motivo de autocrítica o desesperación.

La autocompasión es una herramienta poderosa que debemos cultivar en este viaje hacia una vida más saludable. En lugar de juzgarnos severamente por nuestros errores o deslizamientos, es necesario abrazar la comprensión y la gentileza hacia nosotros mismos. La autocompasión nos invita a tratarnos con el mismo cariño y apoyo que brindaríamos a un ser querido que enfrenta desafíos similares.

La pérdida de peso no es un camino lineal y libre de obstáculos; es un viaje de altibajos que nos enseña a ser pacientes con nosotros mismos. Los desafíos y deslizamientos son oportunidades para aprender y crecer. En lugar de castigarnos por un deslizamiento ocasional, podemos reflexionar sobre lo sucedido, identificar las posibles causas y desarrollar estrategias para afrontar situaciones similares en el futuro.

La paciencia es otra virtud esencial en este viaje hacia una pérdida de peso duradera. Los resultados no siempre son inmediatos, y cada individuo experimenta progresos a su propio ritmo. La paciencia nos permite abrazar el proceso, reconocer que cada pequeño paso cuenta y valorar los logros, por pequeños que sean.

En lugar de enfocarnos únicamente en el destino final, aprendemos a apreciar y disfrutar del viaje en sí. Celebramos cada elección saludable que tomamos, cada vez que escuchamos las necesidades de nuestro cuerpo y cada vez que nos permitimos ser compasivos con nosotros mismos. La paciencia nos ayuda a mantener una visión a largo plazo y nos recuerda que los cambios significativos llevan tiempo y dedicación.

Por lo tanto, la autocompasión y la paciencia se entrelazan para tejer una red de apoyo y amor propio. A través de estas virtudes, nos liberamos de la tiranía severa de la perfección y abrazamos nuestra humanidad, con todas sus imperfecciones y momentos de aprendizaje. En este sendero de autodescubrimiento, encontramos la fortaleza para seguir adelante, incluso cuando enfrentamos desafíos, y nos permitimos ser guiados por el cuidado amoroso que ofrecemos a nosotros mismos.

En última instancia, recordemos que la pérdida de peso no es solo una cuestión física, sino también emocional y mental. A través de la autocompasión y la paciencia, descubrimos la clave para un cambio duradero y significativo. Que estas virtudes se conviertan en tus aliadas leales en el camino hacia una vida más saludable y llena de bienestar. ¡Ábrete al regalo de la autocompasión y la paciencia y permite que te guíen hacia una pérdida de peso exitosa y duradera que florecerá en una vida plena y armoniosa! Es por ti! Es por tu salud!

Capítulo 7

Mantener el Progreso y Evitar el Estancamiento

7.1 Cómo mantener la motivación a lo largo del tiempo:

En este apartado, exploramos el arte de mantener el progreso hacia una pérdida de peso exitosa y duradera. La clave para lograr una transformación sostenible radica en mantener la motivación a lo largo del tiempo y superar los momentos de desafío que inevitablemente surgirán en este viaje hacia el bienestar. También descubriremos cómo establecer recompensas no alimenticias para celebrar los logros y fortalecer nuestra determinación en este camino hacia una vida más saludable.

7.1.1 Mantener la Motivación a lo Largo del Tiempo:

7.1.1.1 Visualizar tus objetivos: Mantén una visión clara y tangible de tus objetivos de pérdida de peso. Puedes crear un tablero de visión o escribir una carta a tu yo futuro describiendo cómo te sientes después de alcanzar tus metas. Esto te recordará el propósito detrás de tus esfuerzos y te mantendrá enfocado en el camino.

7.1.1.2 Establecer metas a corto y largo plazo: Divide tus objetivos de pérdida de peso en metas más pequeñas y alcanzables a corto plazo. Celebrar estos logros intermedios te mantendrá motivado y te proporcionará un sentido de logro constante.

7.1.1.3 Rodearte de apoyo: Busca el apoyo de amigos, familiares o grupos de apoyo que compartan tus objetivos de bienestar. Compartir tus desafíos y logros con otros puede brindarte un sentido de comunidad y aliento para seguir adelante.

7.1.2 Mantener la Motivación en los Momentos de Desafío:

7.1.2.1 Revisar tu progreso: Cuando te enfrentes a momentos de desafío, reflexiona sobre el progreso que has logrado hasta ahora. Recuerda las metas que has alcanzado y cómo te has sentido con cada logro. Esto te recordará que has superado obstáculos antes y que eres capaz de hacerlo nuevamente.

7.1.2.2 Aprender de los desafíos: En lugar de ver los momentos difíciles como fracasos, abrázalos como oportunidades de aprendizaje. Identifica las lecciones que puedes extraer de cada desafío y cómo puedes aplicar este conocimiento para crecer y mejorar en el futuro.

7.1.2.3 Practicar la autorreflexión: Enfrentar momentos de desafío puede desencadenar emociones negativas o autocríticas. Practica la autorreflexión y cultiva la autocompasión. Recuerda que todos enfrentamos desafíos y que es natural sentirse frustrado en ocasiones.

7.1.2.4 Establecer Recompensas No Alimenticias para Celebrar los Logros:

7.1.2.4.1 Reconocer tus logros: Establece un sistema de recompensas para celebrar tus logros, tanto grandes como pequeños. Estas recompensas no deben estar relacionadas con la comida, ya que el objetivo es fortalecer hábitos saludables en lugar de recurrir a la comida como recompensa emocional.

7.1.2.4.2 Elige recompensas significativas: Las recompensas pueden variar según tus intereses y preferencias personales. Puedes darte el regalo de un masaje, una tarde de spa, una nueva prenda de ropa que te haga sentir bien o la oportunidad de disfrutar de una actividad que te apasione.

7.1.2.4.3 Celebra el progreso, no solo los resultados: No esperes a alcanzar tus objetivos finales para celebrar. Reconoce y celebra cada paso hacia adelante que das en este viaje de bienestar. La gratificación inmediata de las recompensas te ayudará a mantener la motivación en el camino hacia tus metas más grandes.

7.2 Superar los obstáculos y las mesetas en la pérdida de peso:

Superar las mesetas y los desafíos que surgen en el camino hacia la pérdida de peso puede ser un proceso desafiante, pero con estrategias adecuadas, es posible mantener el progreso y seguir avanzando hacia tus metas de bienestar.

Aquí hay una idea de algunas estrategias efectivas para superar los obstáculos comunes en el camino hacia la pérdida de peso:

7.2.1 Rompe la meseta con cambios en la rutina:

7.2.1.1 Varía tus entrenamientos: Si sientes que has llegado a una meseta en tu progreso de ejercicio, considera cambiar tu rutina de entrenamiento. Prueba nuevos ejercicios o actividades físicas que desafíen diferentes grupos musculares y mantengan tu cuerpo en movimiento.

7.2.1.2 Aumenta la intensidad: Si estás haciendo ejercicio regularmente pero has dejado de ver resultados, aumenta la intensidad de tus entrenamientos. Agrega intervalos de alta intensidad o levanta pesos más pesados para estimular tu metabolismo.

7.2.1.3 Monitorea tu ingesta calórica: Asegúrate de que estás consumiendo la cantidad adecuada de calorías para tus necesidades y objetivos de pérdida de peso. A veces, el estancamiento puede deberse a un exceso o falta de calorías en la dieta.

7.2.2 Afronta los desafíos en eventos sociales:

7.2.2.1 Planificación previa: Antes de asistir a un evento social, planifica con anticipación tus opciones de comida y bebida. Puedes optar por opciones más saludables y establecer límites sobre cuánto consumir.

7.2.2.2 Control de las porciones: Si hay muchas opciones tentadoras en un evento social, controla tus porciones. Saborea pequeñas cantidades de tus alimentos favoritos para evitar excesos.

7.2.2.3 Evita comer por aburrimiento o ansiedad: A veces, en eventos sociales, podemos recurrir a la comida como una distracción. En lugar de ello, busca interactuar con otras personas, disfrutar de la música o participar en actividades divertidas.

7.2.3 Mantén la motivación durante los cambios en la rutina:

7.2.3.1 Establece objetivos realistas: Ajusta tus objetivos a medida que cambia tu rutina. Si estás viajando o enfrentas horarios ocupados, establece metas más alcanzables para ese período.

7.2.3.2 Incorpora el ejercicio en tu rutina diaria: Encuentra formas de mantener la actividad física incluso cuando tu rutina cambie. Puedes hacer ejercicios cortos en casa, caminar más durante el día o buscar opciones de ejercicio en el lugar donde te encuentres.

7.2.3.3 Prioriza el sueño y el manejo del estrés: Los cambios en la rutina pueden afectar el sueño y aumentar el estrés. Prioriza el descanso adecuado y busca formas de manejar el estrés de manera saludable, como meditar o practicar la respiración profunda.

Recuerda que cada persona es única y lo que funciona para una persona puede no ser adecuado para otra. Es importante experimentar con diferentes estrategias y encontrar las que se ajusten mejor a tus necesidades y estilo de vida. Si enfrentas desafíos significativos en tu camino hacia la pérdida de peso, considera buscar el apoyo de un profesional de la salud, como un nutricionista o un psicólogo, para recibir orientación y asistencia personalizada. Con paciencia, determinación y un enfoque flexible, puedes superar los obstáculos y seguir avanzando hacia una vida más saludable y equilibrada. ¡Ánimo en esta travesía y confía en tu capacidad para lograr tus objetivos!

7.3 Celebrar los logros y aprender de los desafíos:

Hemos comentado con anterioridad, sobre la importancia de reconocer y celebrar los logros, incluso los más pequeños, que no pueden subestimarse en nuestro viaje hacia una vida más saludable. Cada paso que damos hacia nuestros objetivos de pérdida de peso y bienestar merece ser reconocido y valorado. Celebrar los logros, por pequeños que sean, es una forma poderosa de mantenernos motivados y fortalecer nuestra determinación para continuar avanzando.

Cuando reconocemos y celebramos nuestros logros, creamos un ambiente positivo y de aprecio hacia nosotros mismos. Nos permitimos sentirnos orgullosos de nuestras elecciones saludables y nos brindamos la oportunidad de sentir gratitud por el esfuerzo que hemos invertido. Estos momentos de celebración nos recuerdan que cada elección y cambio positivo que hacemos tiene un impacto significativo en nuestro bienestar general.

Además de celebrar los logros, también es esencial aprender de los desafíos que enfrentamos en nuestro camino hacia una vida más saludable. Cada desafío es una oportunidad de aprendizaje y crecimiento. Al enfrentar obstáculos, podemos reflexionar sobre lo que ha funcionado y lo que no, y ajustar nuestras estrategias en consecuencia.

Aprender de los desafíos nos ayuda también a ser más resilientes y adaptativos. Nos enseña a ser flexibles y a buscar soluciones creativas para superar obstáculos en el futuro. Al ver los desafíos como oportunidades de aprendizaje, dejamos de tomarlos como fracasos y los transformamos en trampolines para un crecimiento personal significativo.

Cada paso, ya sea un logro o un desafío, nos moldea y nos impulsa hacia adelante en nuestro camino hacia la pérdida de peso y el bienestar. Reconocer y celebrar los logros nos motiva a seguir avanzando, mientras que aprender de los desafíos nos fortalece para enfrentar los obstáculos futuros con determinación y valentía.

En este viaje hacia una vida más saludable, debemos recordar que cada paso cuenta y que cada elección positiva nos acerca más a nuestros objetivos. Celebrar los logros, por modestos que sean, y aprender de los desafíos entonces, nos permite nutrir un sentido profundo de amor propio y cuidado personal.

¡Atrévete a reconocer y celebrar tus logros, incluso los más pequeños, y abraza cada desafío como una oportunidad de crecimiento! Con gratitud por tu progreso y determinación para enfrentar cualquier obstáculo, tu viaje hacia una vida más saludable será una travesía de autoconocimiento, empoderamiento y bienestar integral.

Capítulo 8

Cultivar una Mentalidad Saludable

8.1 La relación entre la mente y el cuerpo:

Exploremos la poderosa conexión entre la mente y el cuerpo en el contexto de la pérdida de peso y el bienestar. La mentalidad saludable y positiva desempeña un papel crucial en el éxito de nuestros esfuerzos para alcanzar una pérdida de peso duradera y en el cultivo de una relación sana con nuestro cuerpo. También examinamos cómo nuestra autopercepción y la percepción de nuestro cuerpo pueden influir en nuestros hábitos alimenticios y en la forma en que nos cuidamos a nosotros mismos.

8.1.1 La Mentalidad Saludable y el Éxito en la Pérdida de Peso:

Enfócate en el progreso, no en la perfección. Una mentalidad saludable implica reconocer que el viaje hacia la pérdida de peso es un proceso continuo de aprendizaje y crecimiento. En lugar de buscar la perfección, celebramos cada pequeño avance y nos damos el permiso de aprender de nuestros errores.

8.1.2 Practicar la autocompasión: La autocompasión nos permite ser amables y compasivos con nosotros mismos cuando enfrentamos desafíos o deslizamientos. Nos tratamos con el mismo cariño y comprensión que le daríamos a un amigo cercano, cultivando así una relación más amorosa con nosotros mismos.

8.1.3 Cultivar una mentalidad positiva: Crear una mentalidad positiva nos permite ver las oportunidades en los desafíos y mantenernos motivados a pesar de las dificultades. Enfocarnos en nuestras fortalezas y logros nos impulsa hacia adelante y refuerza nuestra confianza en que podemos alcanzar nuestros objetivos.

8.2 La Autopercepción y los Hábitos Alimenticios:

8.2.1 Identificar creencias limitantes: Nuestra autopercepción puede estar influenciada por creencias limitantes sobre nuestro cuerpo y capacidad para cambiar. Identificar y desafiar estas creencias nos permite liberarnos de restricciones mentales y adoptar una mentalidad más abierta hacia nuestra transformación.

8.2.2 Cultivar una imagen corporal positiva: Aprender a amar y apreciar nuestro cuerpo tal como es en el presente, nos permite cuidarlo desde un lugar de respeto y gratitud. La aceptación de nosotros mismos nos impulsa a hacer elecciones saludables por amor y cuidado, en lugar de castigarnos con restricciones extremas.

8.2.3 Conectar con la intuición del cuerpo: La autopercepción positiva nos deja sintonizar con las señales de nuestro cuerpo y escuchar lo que realmente necesita en términos de alimentación y actividad física. Conectarnos con nuestra intuición nos permite tomar decisiones saludables desde un lugar de autoridad interna y sabiduría personal.

8.3 La Relación con Nuestro Cuerpo:

Cultiva el autocuidado. A medida que mejoramos nuestra autopercepción, también cultivamos una relación más amorosa con nuestro cuerpo. Esto nos motiva a cuidar de nosotros mismos con hábitos saludables, como una alimentación balanceada, ejercicio adecuado y descanso suficiente.

8.3.1 Enfocarse en la salud, no en la apariencia: Cambiar nuestra perspectiva para valorar nuestra salud en lugar de nuestra apariencia externa nos permite tomar decisiones fundamentadas en el bienestar integral en lugar de perseguir ideales superficiales.

8.3.2 Celebrar la diversidad corporal: Cada cuerpo es único y hermoso a su manera. Aprender a celebrar y apreciar la diversidad corporal nos libera de comparaciones y juicios, y nos permite enfocarnos en nuestro propio camino de bienestar.

8.4 Desarrollar una actitud positiva hacia el cambio:

Desarrollar una actitud positiva hacia el cambio es esencial para abrazar nuevas oportunidades y crecer como individuos. Si bien el cambio puede provocar temor o ansiedad, también representa una oportunidad para expandir nuestros horizontes y alcanzar nuestro potencial máximo. Aquí hay ideas de algunas estrategias para cultivar una actitud positiva hacia el cambio:

8.4.1 Practicar la flexibilidad mental: Acepta que el cambio es inevitable en la vida y que es normal sentir cierta resistencia inicial ante lo desconocido. Practica la flexibilidad mental al estar dispuesto/a a adaptarte a nuevas circunstancias y ver el cambio como una parte natural del proceso de crecimiento.

8.4.2 Enfocarse en lo positivo: Cambiar la perspectiva hacia los aspectos positivos del cambio puede ayudar a reducir el miedo o la ansiedad asociados con lo desconocido. Considera los beneficios potenciales que el cambio puede traer y visualiza el crecimiento y las oportunidades que pueden surgir.

8.4.3 Establecer metas claras: Define metas claras y realistas relacionadas con el cambio que deseas realizar. Tener objetivos específicos te proporcionará una dirección clara y te ayudará a mantenerte motivado/a a medida que avanzas en el proceso de cambio.

8.4.4 Aceptar que el cambio puede ser desafiante: Reconoce que el cambio puede ser desafiante en algunos momentos, pero también es una oportunidad para aprender y crecer. Aceptar los desafíos como oportunidades de desarrollo personal te permitirá enfrentarlos con valentía y resiliencia.

8.4.5 Mantener una mentalidad de aprendizaje: Ve el cambio como una oportunidad para aprender y mejorar. Adoptar una mentalidad de aprendizaje te permite enfrentar el cambio con curiosidad y un sentido de exploración, lo que puede hacer que el proceso sea más enriquecedor.

8.4.6 Buscar el apoyo de otros: Compartir tus sentimientos y experiencias relacionadas con el cambio con amigos, familiares o un terapeuta puede ser muy útil. Obtener apoyo emocional y perspectivas diferentes puede fortalecer tu resiliencia y ayudarte a enfrentar el cambio con mayor confianza.

8.5 Practicar la gratitud y el autocuidado:

La gratitud y el autocuidado desempeñan un papel fundamental en el proceso de pérdida de peso y en nuestro bienestar en general. Cultivar una mentalidad de aprecio por nuestro cuerpo es esencial para desarrollar una relación sana y amorosa con nosotros mismos

8.5.1 La Importancia de la Gratitud:

8.5.1.1 Cambio de enfoque: La gratitud nos ayuda a cambiar nuestro enfoque de lo que nos falta a lo que ya tenemos. En lugar de centrarnos en lo que nos gustaría cambiar en nuestro cuerpo, nos enfocamos en las cosas positivas y únicas que ya poseemos.

8.5.1.2 Aumento de la satisfacción: Practicar la gratitud nos permite sentirnos más satisfechos con nuestras vidas y con nosotros mismos. Esto puede ayudar a reducir la necesidad de recurrir a la comida como una fuente de consuelo emocional o una recompensa.

8.5.1.3 Reducción del estrés: La gratitud está asociada con una disminución del estrés y la ansiedad. Al centrarnos en lo que estamos agradecidos, podemos encontrar un sentido de paz y calma que nos ayuda a enfrentar los desafíos de la pérdida de peso de manera más efectiva.

8.5.2 La Importancia del Autocuidado:

8.5.2.1 Respeto propio: El autocuidado implica respetarnos y valorarnos lo suficiente como para cuidar de nuestro cuerpo y nuestra mente. Al tomar decisiones saludables y nutrirnos adecuadamente, mostramos amor y aprecio por nosotros mismos.

8.5.2.2 Mayor motivación: El autocuidado adecuado puede aumentar nuestra motivación para llevar un estilo de vida saludable y alcanzar nuestros objetivos de pérdida de peso. Cuando nos sentimos bien física y emocionalmente, es más probable que mantengamos hábitos saludables a largo plazo.

8.5.2.3 Bienestar integral: El autocuidado abarca todos los aspectos de nuestra vida, incluyendo la alimentación saludable, el ejercicio, el descanso adecuado, la gestión del estrés y el cuidado de nuestras emociones. Al abordar el bienestar integral, estamos en una mejor posición para alcanzar un equilibrio saludable en nuestra vida.

8.6 Cultivar una Mentalidad de Aprecio por Nuestro Cuerpo:

8.6.1 Practicar el auto-elogio: En lugar de criticar nuestro cuerpo, practiquemos el auto-elogio y reconozcamos nuestras cualidades positivas. Aprecia lo que tu cuerpo te permite hacer y cómo te lleva a través de la vida.

8.6.2 Eliminar la comparación: Evita compararte con los demás y con estándares irreales de belleza. Recuerda que cada cuerpo es único y digno de amor y respeto.

8.6.3 Tratar el cuerpo con cariño: Haz elecciones que nutran y cuiden tu cuerpo. Aliméntate de manera balanceada, haz ejercicio de forma regular y descansa adecuadamente.

La gratitud y el autocuidado nos ofrecen una perspectiva positiva en nuestro viaje hacia la pérdida de peso y el bienestar. Cultivar una mentalidad de aprecio por nuestro cuerpo nos permite construir una relación más amorosa y compasiva con nosotros mismos. Al desarrollar la gratitud hacia lo que somos y tenemos, nos empoderamos para abrazar el cambio positivo y alcanzar nuestros objetivos de una manera saludable y sostenible. ¡Agradece y cuida tu cuerpo como el tesoro valioso que es y permítete florecer en este camino hacia una vida plena y radiante!

Capítulo 9

Cambiar Tu Vida para Siempre

9.1 Mantener el peso perdido y evitar el efecto yo-yo:

Mantener el peso perdido a largo plazo es uno de los mayores desafíos que enfrentan muchas personas después de seguir un programa de pérdida de peso. El temido efecto yo-yo, que se refiere a la recuperación del peso después de una dieta extrema, puede ser frustrante y desalentador. Aquí hay algunas estrategias clave para mantener el peso perdido y evitar el efecto yo-yo:

9.1.1 Establecer metas realistas y sostenibles: Al fijar objetivos de pérdida de peso, es importante ser realista y sostenible en nuestras expectativas. En lugar de buscar una pérdida de peso rápida y drástica, centrémonos en objetivos que podamos mantener a largo plazo, lo que implica una pérdida de peso gradual y saludable.

9.1.2 Adoptar un enfoque equilibrado en la alimentación: Evitemos las dietas extremas que prohíben grupos de alimentos enteros o restringen severamente las calorías. En su lugar, optemos por una alimentación equilibrada que incluya una variedad de alimentos nutritivos, como frutas, verduras, proteínas magras, grasas saludables y carbohidratos complejos.

9.1.3 Mantener la actividad física: El ejercicio regular es esencial para mantener el peso perdido y promover un estilo de vida saludable. Encuentra actividades físicas que disfrutes y sean sostenibles a lo largo del tiempo, como caminar, nadar, bailar o practicar deportes.

9.1.4 Desarrollar hábitos saludables a largo plazo: En lugar de ver la pérdida de peso como una meta temporal, enfoquémonos en desarrollar hábitos saludables que podamos mantener a lo largo de nuestra vida. Esto incluye la elección de opciones saludables en la alimentación y la incorporación de la actividad física como parte regular de nuestro día a día.

9.1.5 Aprender a manejar el estrés: El estrés puede ser un desencadenante de la alimentación emocional y el aumento de peso. Aprender a manejar el estrés de manera saludable, a través de técnicas como la meditación, la respiración profunda o el yoga, puede ayudarnos a evitar recurrir a la comida como una forma de escape emocional.

9.1.6 Buscar apoyo y comunidad: Mantener el peso perdido puede ser más fácil cuando contamos con el apoyo de amigos, familiares o grupos de apoyo que comparten nuestros objetivos de bienestar. Compartir experiencias y desafíos con otros puede brindarnos motivación y aliento en el camino.

9.2 Integrar la pérdida de peso en tu estilo de vida a largo plazo:

Es fundamental que los lectores vean la pérdida de peso como parte de un estilo de vida saludable y sostenible en lugar de considerarla como una medida temporal o restrictiva. Aquí hay algunas estrategias para mantener el equilibrio y disfrutar de los alimentos y actividades que les gustan mientras trabajan hacia sus objetivos de bienestar:

9.2.1 Cambiar la mentalidad hacia un enfoque a largo plazo: En lugar de centrarse únicamente en la pérdida de peso rápida, fomentemos una mentalidad de bienestar y salud a largo plazo. Reconozcamos que la pérdida de peso es solo una parte del proceso, y el objetivo es mantener un estilo de vida saludable y equilibrado.

9.2.2 Practicar la moderación, no la privación: En lugar de prohibir ciertos alimentos, aprendamos a disfrutar de todo en moderación. Permitirse indulgencias ocasionales no arruinará los esfuerzos de pérdida de peso si se equilibra con elecciones saludables en general.

9.2.3 Experimentar con versiones más saludables de platos favoritos: Podemos adaptar nuestras recetas favoritas para que sean más saludables, utilizando ingredientes nutritivos y técnicas de cocina más saludables. De esta manera, aún podemos disfrutar de los alimentos que amamos sin comprometer nuestros objetivos de bienestar.

9.2.4 Practicar la escucha intuitiva: Aprendamos a sintonizar con las señales de nuestro cuerpo y a reconocer cuándo estamos satisfechos. Comer con atención plena y en respuesta a las necesidades de nuestro cuerpo nos ayuda a evitar el comer en exceso y a mantener un equilibrio saludable.

9.2.5 Incorporar variedad en la actividad física: El ejercicio no tiene por qué ser monótono o aburrido. Experimentemos con diferentes tipos de actividad física para descubrir qué nos gusta más. Bailar, hacer senderismo o trekking, practicar deportes o yoga son solo algunas opciones para mantenernos activos y entusiasmados con el ejercicio. Puedes entrenar en tu casa, al aire libre o si lo prefieres en un gimnasio.

9.2.6 Encuentra un enfoque equilibrado en la alimentación: En lugar de seguir dietas restrictivas, busquemos un enfoque equilibrado en la alimentación que incluya una variedad de nutrientes esenciales. Una dieta equilibrada que incluya proteínas magras, grasas saludables, carbohidratos complejos y frutas y verduras nos brinda el combustible necesario para mantenernos saludables y enérgicos.

9.2.7 Celebrar el progreso y los logros: Como lo habrás leído en capítulos anteriores, reconozcamos y celebremos cada pequeño logro en nuestro viaje hacia una vida más saludable. Establezcamos recompensas no alimenticias para premiarnos por nuestros esfuerzos y logros.

Recordemos que la pérdida de peso y el bienestar no se trata de negar lo que amamos, sino de encontrar un equilibrio que nos permita disfrutar de la vida mientras cuidamos de nuestra salud. Mantener el equilibrio y disfrutar de alimentos y actividades que nos gustan es una parte integral de un estilo de vida saludable y sostenible. ¡Permitámonos disfrutar del viaje hacia una vida más saludable y placentera mientras trabajamos hacia nuestros objetivos de bienestar!

9.3 Inspirar a otros y construir una comunidad saludable:

¡Es hora de celebrar tus éxitos y compartir tus experiencias para inspirar y motivar a otros en su búsqueda de un cambio positivo en sus vidas! Cada uno de ustedes ha emprendido un viaje único hacia un estilo de vida más saludable y pleno, y sus logros merecen ser reconocidos y celebrados.

Compartir sus éxitos no solo les permite reflexionar sobre todo lo que han logrado, sino que también puede servir como una fuente de inspiración para aquellos que están en busca de un cambio en sus propias vidas. Sus historias pueden tocar corazones, abrir mentes y desencadenar una chispa de motivación en aquellos que buscan dar un paso hacia una vida más saludable y feliz.

Recuerden que todos hemos enfrentado desafíos en nuestro camino, y compartir sus experiencias también significa mostrar que el éxito no siempre es un camino lineal y que los desafíos son oportunidades para crecer y aprender. Sus momentos de perseverancia y superación pueden inspirar a otros a enfrentar sus propios obstáculos con valentía y determinación.

Mantengan la autenticidad en sus relatos, pues es a través de sus historias personales que los demás se sentirán conectados y entenderán que no están solos en sus luchas y logros. Sea que hayan superado una meta de pérdida de peso, incorporado hábitos más saludables en su rutina diaria, o hayan aprendido a amarse y cuidarse a sí mismos de una manera más compasiva, sus palabras pueden resonar profundamente en aquellos que anhelan un cambio similar.

Recuerden que cada pequeño logro importa, y no hay éxito demasiado pequeño para celebrar. No importa cuán lejos hayan llegado, siempre hay espacio para seguir creciendo y evolucionando. Compartir sus éxitos no solo celebra sus logros personales, sino que también contribuye a una comunidad de apoyo donde todos podemos aprender unos de otros y crecer juntos.

Así que los animo a compartir sus triunfos, metas alcanzadas y las lecciones que han aprendido en el camino. Permítanse ser un faro de luz para otros que buscan una transformación en sus vidas.

Su valentía y determinación inspirarán a aquellos que necesitan un impulso para dar el primer paso en su propio viaje hacia una vida más saludable y feliz.

¡Celebren sus éxitos entonces y compartan sus experiencias con orgullo! Juntos, podemos crear una comunidad de apoyo, comprensión y aliento que nos ayudará a alcanzar nuevas alturas en nuestro viaje hacia el bienestar integral.

Con amor, gratitud y entusiasmo, Un defensor del bienestar y el cambio positivo.

Eric

Referencias

ElSayed NA, Aleppo G, Aroda VR, et al, on behalf of the American Diabetes Association. 5. Facilitating Positive Health Behaviors and Well-being to Improve Health Outcomes: Standards of Care in Diabetes-2023. *Diabetes Care*. 2023; 46 (Suppl 1):S68-S96. PMID: 36507648 pubmed.ncbi.nlm.nih.gov/36507648/.

MacLeod J, Franz MJ, Handu D, et al. Academy of Nutrition and Dietetics Nutrition practice guideline for type 1 and type 2 diabetes in adults: nutrition intervention evidence reviews and recommendations. *J Acad Nutr Diet*. 2017; 117(10)1637-1658. PMID: 28527747 pubmed.ncbi.nlm.nih.gov/28527747/. medlineplus.gov